AF629394

Leitfaden

zum

Unterricht in der Behandlung und Pflege der Geisteskranken

für

das Pflegepersonal

von

Dr. Max Tippel,

dirigirendem Arzte der Heilanstalt Johannisberg
bei Kaiserswerth a. Rh.

Berlin.
Druck und Verlag von Georg Reimer.
1897.

Vorwort.

Für den regelmäßigen Unterricht der Probeschwestern des Diakonissenhauses hierselbst niedergeschrieben wurde dies Büchlein von mir als „leitender Faden" benutzt, um an seiner Hand und mit Hilfe von Demonstrationen und Erzählungen eigener Erlebnisse ein tieferes Verständniß für die Irrenpflege bei den Schülerinnen zu erwecken.

In gedruckter Form soll es dazu dienen, das Erlernte durch Nachlesen zu festigen und für zweifelhafte Fälle Aufschluß und Rath zu gewähren.

Möge es auch mit freundlicher Nachsicht aufgenommen werden in den Kreisen der Fachkollegen und denselben gegebenen Falles gleichen Zwecken wie auch mir dienen. Meine in dem Büchlein gewissermaßen niedergelegten Erfahrungen sind aus den verschiedenen Wirkungskreisen geschöpft. Deswegen halte ich seinen Inhalt für geeignet, auch dem männlichen Theile des Pflegepersonals — natürlich mutatis mutandis — vorgetragen zu werden. Daß hierbei vielleicht z. B. ein besonderer Hinweis auf die Feuersgefahr erforderlich wäre, welche durch das Rauchen der männlichen Kranken bedingt ist, oder auf das „Priemen (Tabakkauen)" der Epileptiker und auf andere, je nach den gegebenen Verhältnissen mehr oder minder wichtig erscheinende Einzelheiten, wie es z. B. der Verkehr zwischen männlichen und weiblichen Personal sein kann, dürfte die Gebrauchsfähigkeit des Büchleins kaum beeinträchtigen. Denn es wird bei der Eigenart jeder Anstalt immer einzelne Punkte geben, welche eben nur durch mündliche Belehrung dem Pflegepersonal nahegeführt werden können; ich erinnere nur an die Feuerlöschung und Hausordnung, an die Möglichkeit der Handhabung der aseptischen und antiseptischen Wundbehandlung. Oertliche Verhältnisse verlangen da oft Abweichungen in den Einzelheiten; diese alle anzuführen würde den Rahmen des Büchleins bei Weitem überschreiten.

Kaiserswerth a./Rhein,
November 1896.

Der Verfasser.

Inhalts-Angabe.

I. Einleitung. Zweck der Vorträge.

Meine lieben Schwestern!

Die Vorträge, mit denen wir heute beginnen, sollen den Zweck verfolgen, Sie in die Behandlung und Pflege der Geisteskranken einzuführen. Diese ist eine so eigenartige und von der Fürsorge für anders Leidende so verschiedene, daß man es auch heute noch, wo sich die humansten und freiesten Anschauungen über die Irrenpflege breite Bahn gebrochen haben, doch im Allgemeinen für nötig und ersprießlich hält, diese Kranken in besonderen Anstalten unterzubringen[1]).

Trotzdem aber bedingen es oft die Verhältnisse der einzelnen Geistesgestörten, daß dieselben in allgemeinen Krankenhäusern vorübergehend Aufnahme finden oder auch wohl auf Zeit in ihrer Familie verbleiben müssen. In diesen Fällen lastet auf den Krankenpflegerinnen eine doppelt schwere Aufgabe. Vieles, was sich in der Irrenanstalt ganz leicht und gleichsam von selbst als eine Folge der Alles regierenden Hausordnung ergiebt und durch mehr oder minder zweckmäßige bauliche Einrichtungen gefördert wird, läßt sich in der Einzelverpflegung außerhalb der

[1]) Vgl. Pfeiffer: Taschenbuch f. d. Krankenpflege S. 128.

Anstalt unendlich viel schwieriger erreichen und erfordert ein doppelt eingehendes Verständnis für diese Art von Leidenden und einen besonders hohen Grad von Ruhe, Geduld und selbstloser Freundlichkeit, aber auch von Entschiedenheit, Sicherheit im Auftreten, feinem Taktgefühl, geistiger Gewandtheit und Frische. Darum eignet sich auch nicht jede, sonst tüchtige, Krankenpflegerin für eine solche Thätigkeit; es möge daher in jedem Falle der Uebernahme dieser Pflicht eine sorgfältige Selbstprüfung vorausgehen.

Diese letztere kann aber nur dann erfolgen, wenn Sie private Pflege bei Geistesgestörten übernehmen oder in den Dienst einer speciell für die Behandlung derartiger Kranker bestimmten Anstalt treten.

Aber nicht nur auf diesen beiden Gebieten können Sie zum Wohle und Segen unserer Patienten eine weite Thätigkeit entfalten, sondern eine jede Diakonissin, nicht nur die eigentliche Krankenpflegerin kann auf jedem Arbeitsgebiete in ihrer Weise eine segensreiche Wirksamkeit zum Wohle der Geisteskranken ausüben.

Ja, wie soll ich denn als Gemeindeschwester, als Armenpflegerin, als Lehrschwester den armen Geisteskranken nützlich sein können? So dürfte wohl manche von unseren Diakonissen fragen und scheinbar mit einigem Recht.

Zur Beantwortung dieser und ähnlicher Fragen möchte ich Sie gewissermaßen den gleichen Pfad führen, welchen auch der Geisteskranke von der Entstehung der Krankheit bis zu deren Ende zu durchwandeln hat.

Gerade, was die Entwickelung der Geistesstörungen anbetrifft, so dürfte sich ganz besonders für die außerhalb unserer eigentlichen Heilanstalt wirkenden Diakonissen reiche

Gelegenheit zur segensreichen Einwirkung insofern bieten, als sie, mit den nötigen Kenntnissen ausgestattet, durch Erkennung der Erscheinungen von Geisteskrankheiten viel zur Hebung so mancher Familiennöte beizutragen und manches dadurch bedingte soziale Elend zu beseitigen vermöchten.

In welcher Weise diese Wirksamkeit neben den anderen Arbeitsgebieten, zu denen die Diakonissen eigentlich berufen sind, und gerade in diesen entfaltet werden kann, will ich in den folgenden Sätzen zu beantworten versuchen.

Da tritt vor allen Dingen die Frage heran:

II. Wie begegnen Sie den Kranken außerhalb der Anstalt.

1. Wie erkenne ich überhaupt eine geistige Erkrankung?

Die Beantwortung dieser Frage kann nur von einem spezialistisch gründlich durchgebildeten Arzte erfolgen. Derselbe wird um so häufiger Gelegenheit haben, die ersten Anfänge der geistigen Erkrankungsformen zu beobachten, je öfter er außer seiner Anstaltsthätigkeit auch durch beständige Ausübung der speziellen Praxis außerhalb der Anstalt mit Kranken zusammen kommt, die selbst keine Ahnung von ihrem wahren Leiden, nämlich der Geistesstörung haben, und deren Verwandte oft alle möglichen „schlechten Eigenschaften“ oder „nervöse Störungen“ oder beide zusammen an den Patienten entdeckt haben, aber nicht im Entferntesten an den Entwickelungszustand einer geistigen Störung denken. Und dies scheint mir am ehesten bei demjenigen Arzte möglich, welcher neben der rein irrenärztlichen

Thätigkeit auch als Nervenarzt mit solchen Kranken in Berührung kommt, die entweder aus eigenem Antriebe oder auf Veranlassung ihrer Angehörigen den Nervenarzt zu Rathe ziehen. Denn ein großer Theil des Publikums ist gern bereit, den Nervenarzt aufzusuchen, während der Seelenarzt oder Psychiater nur mit Widerstreben um Rath gefragt wird, falls dies nicht durch offenkundigen Verstoß gegen die bestehenden Gesetze oder aus ähnlichen anderen Gründen unumgänglich erforderlich ist.

Aber auch selbst für den Fachmann ist das Erkennen der Anfangsstadien gewisser geistiger Erkrankungen öfters mit beträchtlichen Schwierigkeiten verbunden. Deshalb ist auch die Größe der Verantwortuug, die durch ein entscheidendes Urteil übernommen wird, in manchen Fällen eine ganz bedeutende. Dazu kommt, daß bisweilen ein gut Theil Selbstverleugnung uud Muth zugleich erforderlich ist, um den Kranken und ihren Angehörigen in der nötigen Form Aufschluß über den wahren Stand des Leidens zu geben. Denn wie oft muß man dabei die Erfahrung machen, daß beide Theile die Erklärung, daß es sich um Geistesstörung handele, gewissermaßen als eine Beleidigung, als eine Schande für die Familie ansehen, sich von dem Arzte abwenden und den von ihm ertheilten Rath nicht befolgen, um schließlich mit fortschreitender Entwickelung der Krankheit, manchmal zu spät oder erst nach größerer Schädigung des Leibes und der Seele zur rechten Erkenntniß zu gelangen. Durch solche Anfechtungen darf sich jedoch der Arzt selbstverständlich nie bewegen lassen, gegen sein besseres Wissen und Gewissen zu rathen, da ihm stets das Wohl der Kranken als höchstes zu erstrebendes Ziel vor Augen schweben muß.

Und ebenso sollen auch Sie, meine lieben Schwestern, sich von der sehr falschen Auffassung frei machen, daß eine geistige Erkrankung eine Schmach für den betreffenden Patienten und seine Angehörigen sei, und daß deshalb über dieselbe das tiefste Stillschweigen zu beobachten sei. Freilich werden Sie mit diesem Grundsatze auch auf mancherlei Widerstand stoßen, aber im Interesse der guten Sache müssen Sie standhaft genug sein, um Ihre Beobachtungen nicht zu unterdrücken und unverwerthet zu lassen.

Wie werden Sie nun zu diesen Beobachtungen gelangen? Ich nehme als sicher an, daß Sie nicht von den Angehörigen oder wohl gar von den Kranken selbst herangeholt werden zur Entscheidung der Frage, ob in dem betreffenden Falle wohl eine Geistesstörung vorliege. Es wird sich vielmehr so entwickeln, daß Sie aus ganz anderem Grunde Zutritt in den Familien oder in den Krankenhäusern zu den Leidenden finden und dann so ganz nebenbei Verhältnisse beobachten können, die zuerst Ihre Aufmerksamkeit erregen und bei genauerem Zusehen gelegentlich wiederholter Besuche zu der Erkenntnis führen, daß Sie es mit einer Geisteskrankheit in den ersten Anfängen zu thun haben.

Ohne Ihnen eine erschöpfende Schilderung von all den denkbaren Möglichkeiten geben zu wollen, — denn dieses würde vollkommen den Rahmen unserer Vorträge überschreiten, möchte ich Ihnen im Folgenden wenigstens die Hauptzüge der besonders in die Sinne fallenden Erscheinungen derjenigen Krankheitsformen schildern, die Ihnen wohl bei der Thätigkeit außerhalb der Anstalt am häufigsten begegnen werden. Dadurch hoffe ich, werden Sie zu Ihrem Theile durch frühzeitiges richtiges Erkennen dazu beizutragen vermögen, daß mit größtmöglichster Wahrscheinlichkeit eine vollständige Heilung herbeigeführt wird oder, wo dies wegen der Unheilbarkeit der Krankheit nicht angeht, daß wenigstens die Angehörigen derartiger Patienten eventuell vor materieller Schädigung und geistiger nachtheiliger Beeinflussung durch ihre leidenden Verwandten bewahrt bleiben.

Sie kommen z. B. in eine Familie, welcher Sie als Gemeindeschwester näher stehen, — ich will einmal annehmen zur Pflege der körperlich schwer erkrankten Familienmutter. Es fällt Ihnen dabei auf, daß der Mann, welcher sich sonst Ihnen gegenüber freundlich und bescheiden benimmt und Ihnen als gesund bekannt ist, weniger Höflichkeit als gewöhnlich zeigt, wortkarg ist und über allerlei Magenbeschwerden, ziehende Schmerzen u. dgl. klagt. Sie forschen nach und finden, daß der sonst nüchterne, fleißige, brave Mann in der letzten Zeit unregelmäßig seiner Thätigkeit nachgegangen ist, öfters verdächtige Gesellschaft aufgesucht und auch wohl dem Alkohol in bisher ungewohnter Weise gefröhnt hat, kurz, daß er sich nach mancher Richtung hin auffällig gemacht hat. Sehen Sie ihn öfters, so bemerken Sie bei genauerer Beobachtung weiter, daß er manche Worte mit schwerer Zunge, Auslassen einzelner Buchstaben oder Versetzung derselben vorbringt, daß er sich ungezwungener benimmt und eine gewisse Reizbarkeit zeigt. Oft sind solche Kranke in niedergedrückter Stimmung, klagen über allerlei Beschwerden, für welche scheinbar keine Grundlage vorhanden ist, oder sie sind von überschwenglicher Ausgelassenheit und großprahlerisch, äußern die widersinnigsten Projekte, sind lebhaftem Stimmungswechsel unterworfen, bekunden auffallende Gleichgiltigkeit gegen Anstandsgesetze oder gegen besondere sie treffende Ereignisse wie z. B. Todesfälle, Geschäftsverluste u. dgl. Sie werden verschwenderisch, unberechenbar und rücksichtslos in Reden und Handlungen, sie erinnern sich oft der jüngstgeschehenen Ereignisse nicht mehr u. s. w. In solchen Fällen handelt es sich zweifellos um eine unheilbare Gehirnerkrankung, die zwar in absehbarer Zeit die Erlösung des Patienten von seinem Leiden herbeiführt, das glücklicher Weise von ihm als solches meistens nicht empfunden wird, aber durch die Art, wie sich die einzelnen Krankheitserscheinungen äußern, schwere Schädigungen der Angehörigen im Gefolge haben kann.

Die Erkenntniß dieser Beobachtungen und namentlich die aus ihnen zu ziehenden Beschlüsse erfahren eine besondere Sicherung, wenn Sie feststellen können, daß weiter zurückliegende geschlechtliche Ausschweifungen, schwere Schicksalsschläge oder Ueberanstrengungen des Körpers und Geistes vorausgegangen sind. Alkoholexcesse allein führen gewöhnlich nicht zu diesen geschilderten Krankheitserscheinungen, sondern werden, abgesehen von den für jeden Laien erkennbaren Erregungszuständen, wohl meistens nur insofern zu Ihrer Beobachtung gelangen und als Geisteskrankheit aufzufassen sein, als neben körperlichen Erscheinungen, wie Magenkatarrh, Erbrechen, Zittern und unsicherer Sprache eine der früheren Intelligenz des Kranken nicht entsprechende geistige Stumpfheit und Rohheit in mehr oder minder ausgeprägtem Grade vorhanden ist. Hier wie in manchen Fällen von Seelenstörungen ist die Handschrift besonders charakteristisch. Bisher nicht gewohnte Unsauberkeit beim Schreiben, Flüchtigkeit, Auslassen von Buchstaben und Worten sind die ersten Zeichen einer geistigen Veränderung.

Recht häufig werden Sie auch in Ihrer Thätigkeit draußen arme hilflose Wesen finden, die froh eine mitleidige Seele an Ihnen gefunden zu haben, über Schlaflosigkeit, Traurigkeit, Abgeschlagenheit und Aengstlichkeit ohne ersichtlichen Grund oder auch in Folge von greifbaren Ursachen klagen und darüber jammern, daß sie nicht mehr arbeiten können. Sie machen sich häufig unter Thränen Vorwürfe über ihr sündhaftes Leben und bezichtigen sich der schrecklichsten Verbrechen.

Wie Sie solche Patienten leicht als geisteskrank erkennen werden, so dürften Ihnen auch manche andere wenig Schwierigkeiten bezüglich der Erkennung ihres krankhaften Wesens bereiten, die Ihnen gleiche oder ähnliche Mittheilungen machen, wie die eben geschilderten, die aber dann plötzlich heiteren Sinnes von ihrer übergroßen Arbeitskraft mit hastig hervorgebrachten Worten renommirend erzählen, unnütze Geldausgaben machen, Verkäufe arrangieren und gelegentlich auch einmal, wenn man ihnen mit ruhigen Vorhaltungen entgegentreten will, gewaltthätig werden. Auf die sehr feinen Unterschiede zwischen dieser Krankheitsform und der an erster Stelle geschilderten möchte ich hier nicht eingehen, da sie für Ihre Zwecke belanglos sind. Nur die eine Bemerkung sei mir gestattet, daß die genauere Auseinanderhaltung dieser Anfangszeichen bisweilen größere Schwierigkeiten bietet, als wie Sie manchmal für den ersten Augenblick vermuthen werden.

Doch nun zum Schluß noch eine andere Gruppe von Erscheinungen, die durch körperliche, fieberhafte Erkrankungen bedingt sein können, aber oft auch unabhängig von diesen als Symptome von Geistesstörungen auftreten. Es sind dies die oft allein, jede für sich vorkommend, oder zusammen zu beobachtenden Sinnestäuschungen, Illusionen und Wahnvorstellungen. Unter ersteren, den Sinnestäuschungen oder Hallucinationen verstehen wir gemeinhin krankhafte Vorstellungen respektive Sinneswahrnehmungen, die durch keine äußeren Gegenstände begründet sind; unter Illusionen dagegen ein Verkennen, ein Andersdeuten einer thatsächlichen Sinneswahrnehmung. Diese Erscheinungen finden Sie auch öfters von Dichtern geschildert. Ich erinnere an Shakespeare, Goethe und besonders an dessen „Erlkönig"[1]). Wahnvorstellungen wollen wir kurz als falsche Schlüsse und Urteile eines krankhaft erregten Gemüts hinstellen, welche aus wirklich vorhandenen Verhältnissen gebildet werden oder auf Grund der erwähnten Sinnestäuschungen entstehen. Diese, wie auch die Hallucinationen und Illusionen können sich auf allen Sinnesgebieten bewegen und entweder eine selbstständige Krankheitsform darstellen oder auch der Ausdruck resp. eine Theilerscheinung der bisher geschilderten sein. Als Sinnestäuschungen werden Sie z. B. Aeußerungen aufzufassen haben des Inhalts, daß der Körper durch Telephon oder Telegraph gepeinigt oder elektrisiert werde — vor der Erfindung dieser Apparate kannten die Kranken diese Hallucinationsgebiete nicht —, daß Gift in den Speisen geschmeckt werde, üble Dünste mit dem Geruchssinn wahrgenommen oder daß die Lüfte mit den Wohlgerüchen von Schiras erfüllt seien. Eine Illusion liegt dagegen vor, wenn z. B. der Kranke beim Essen einer Zwiebel behauptet, die Apfeltorte, welche er soeben verzehrte, schmecke schön. Wahnideen äußern unsere Melancholischen, wenn

[1]) Vgl. Scholz l. c. S. 44.

sie sich für verloren ausgeben, oder wenn sich andere Patienten im Besitze besonders starker Zaubermittel wähnen u. dgl. mehr.

Nehmen Sie nun mit den bisher geschilderten Krankheitserscheinungen vorlieb, Sie können jedenfalls aus denselben ersehen, welch mannigfaltige und bisweilen scheinbar geringe Anzeichen, die eben von den Angehörigen in vielen Fällen unbeachtet bleiben, schon zur frühzeitigen Erkennung der Geistesstörungen führen können.

Dann lassen Sie uns weiter sehen, was wohl Ihre Pflicht ist, hiernach zu thun.

2. Was beginnen Sie in Fällen, welche Sie als Geisteskrankheit auffassen?

In erster Linie werden Sie den nächsten Angehörigen, oder wo dies aus gewissen Gründen nicht möglich sein sollte, sonstigen Verwandten oder Bekannten der Leidenden nahe legen, daß es auf Grund der von Ihnen gemachten Beobachtungen rathsam erscheine, einen Arzt hinzuziehen. Sie werden bei dieser Rathserteilung aus den bereits früher mitgetheilten Gründen wohl manche Zurückweisung oder auch Spott und Undank erfahren. Dann mögen Sie auf die ernsten Folgen hinweisen, welche aus der Nichtbeachtung Ihres Rathes entstehen können, und dabei gut thun, immer und immer wieder zu betonen, daß eine Geistesstörung ebenso gut eine Krankheit sei wie eine andere körperliche, daß solche rechtzeitig erkannt und in Behandlung genommen mit wenigen Ausnahmen heilbar oder mindestens besserungsfähig seien ebenso wie die meisten körperlichen Krankheiten, und daß durch frühzeitige geeignete Behandlung oft auch viel Unheil von den Patienten und ihrer Umgebung abgehalten werden könne.

Sollten Sie auf unbedingten Widerstand bei den Angehörigen stoßen, so dürfte es in besonderen Fällen angezeigt sein, wo eventuell eine Bedrohung durch den Kranken sei es durch Selbstmord sei es durch Feuer, Schußwaffen u. s. w. — als möglich erscheint, dem Arzte auch gegen den Willen der Angehörigen Mittheilung von den Beobachtungen zu machen. Denn derselbe vermag in vielen Fällen auf diese oder jene Weise günstig einzuwirken und sich der Angelegenheit mit größerem Nachdruck anzunehmen. Wo geradezu Gefahr im Verzuge ist, wird es sogar vorkommen, daß direkt der Ortspolizeibehörde Anzeige gemacht werden muß.

Wenn sich nun aber im günstigen Falle die Verwandten bereit erklären, ärztliche Hilfe herbei zu holen, so erachte ich es weiter für Ihre Pflicht, dem Arzte, auch eventuell ohne daß er Sie danach fragt, die von Ihnen gemachten Beobachtungen zu übermitteln. Denn durch diese wird er oft viel kürzer und sicherer die richtige Erkennung des Leidens erlangen, als durch die begreiflicherweise oft subjektiv gefärbten Nachrichten der Familienmitglieder, die ja ganz abgesehen von der öfters vorhandenen Unkenntnis der bezüglichen Krankheitserscheinungen schon durch das beständige Zusammenleben mit den Patienten vielleicht nicht die richtige Urtheilsfähigkeit über ihre Beobachtungen besitzen. Ja, Sie werden in manchen Fällen gut thun, dem Arzte, auch wenn er auf Grund seiner Beobabachtungen Zweifel darüber hegt, ob es sich um eine Geistesstörung handelt, — falls Sie eben eingehender und längere Zeit hindurch den Kranken beobachten konnten —, immer und immer wieder mit gewichtigen

Gründen nahe zulegen, daß er das Leiden als ein wirklich seelisches ansehen möge.

Die eigentliche Behandlung kann selbstverständlich nur Sache des betreffenden Arztes sein. In sehr seltenen Fällen, in denen Ruhe, Schonung nach jeder Richtung, Schutz vor Beschädigungen und weitgehendste Pflege weniger durch Angehörige als durch sachverständige und erfahrene Pflegepersonen geboten werden kann, wird es möglich sein, die Kranken außerhalb der für solche Zwecke eingerichteten Anstalten zu behandeln[1]). Einmal werden aber diese notwendigsten Faktoren nur in den seltensten Fällen bei gut situirten Familien zu finden sein, deren Mitglieder ein besonderes Verständnis für solche Verhältnisse besitzen, zum andern Male stellt auch die Behandlung derartiger Erkrankungsformen außerhalb einer Anstalt so eigenartige Anforderungen an den behandelnden Arzt, daß diese nur unter ganz besonderen Bedingungen mit Erfolg erfüllt werden können. Schließlich gibt es auch gewisse Formen von Geistesstörungen, auf welche schon allein die Versetzung in eine andere Umgebung einen günstigen Einfluß ausübt, selbst wenn die Verhältnisse daheim die denkbar günstigsten sind.

3. Die Ueberführung der Geisteskranken in die Irren-Anstalt.

Für die allermeisten Fälle empfiehlt sich deswegen eine möglichst baldige Ueberführung der Kranken in eine Irrenanstalt. Nach meinen Erfahrungen gebe ich mich immer mehr der Hoffnung hin, daß die diesbezüglichen Worte eines Spezialkollegen nicht mehr ganz zu Recht be-

---

[1]) Scholz l. c. S. 89.

stehen, der da sagt: „Zunächst brauche die Familie sehr viel Zeit, ehe sie überhaupt glaubt, daß der Mensch krank sei; alsdann brauche der endlich herbeigerufene Arzt sehr viel Zeit, ehe er glaube, daß der Kranke geisteskrank sei und endlich brauchten sie Beide sehr viel Zeit, ehe sie glaubten, daß der Irrenarzt und die Verbringung in eine Anstalt notwendig sei[1]).

Freilich habe ich auch noch oft genug erleben müssen, daß den Patienten durch Zerstreuungen allerlei Art, welche ihnen meistens nur sehr lästig wareu, durch Ermahnungen, freundliches oder zorniges Ausreden ihrer krankhaften Ideen und Empfindungen, durch Kneippkuren oder durch die verschiedensten, oft unglaublichsten und widerlichsten Methoden des Naturheilverfahrens seitens der Angehörigen oder sonstiger unverständiger Berather Rettung gebracht werden sollte. Daß durch solche Heilversuche im Durchschnitt das Leiden nur verschlimmert wird, selbst bei scheinbarer äußerer Besserung, — ja daß mancher heilbarer Fall durch diese unsachgemäße Behandlung wohl gar in einen unheilbaren übergeht, das erkennen die Angehörigen dann oft nur allzuspät.

Die ersten Schritte zu der Ueberführung der Geisteskranken in die verschiedenen Anstalten sind insofern von einander abweichend, als bestimmte Formulare oder „Fragebogen", deren Fragen über die sogenannten „äußeren Verhältnisse und die eigentlichen Krankheitsverhältnisse" der aufzunehmenden Patienten Aufschluß erfordern, theils von den Angehörigen, theils von dem behandelnden Arzte respektive zuständigen Kreisphysikus und auch von den

---

[1]) Vgl. Scholz l. c. S. 99.

Bürgermeistereien ausgefüllt werden müssen. Die erforderlichen Fragebogen zur Aufnahme in öffentliche Anstalten erhalten Sie auf den betreffenden Bürgermeistereien, in deren Bereich die Kranken heimatsberechtigt sind, während die privaten Anstalten ihre Formulare auf Wunsch übersenden. In Letztere kann die Aufnahme nur erfolgen auf Grund eines kreisphysikatlichen Zeugnisses; nur in sehr dringenden Fällen kann dasselbe nach erfolgter Aufnahme nachträglich eingeholt werden.

Sind dann die sorgfältig ausgefüllten Formulare an die betreffende entscheidende Stelle, im Allgemeinen die leitende Persönlichkeit (Direktor, dirigierender Arzt, Vorsteher, Kurator 2c.), gesandt und ist von hier Zusage betreffs der Aufnahme eingegangen: sind, wenn ich mich so ausdrücken darf, die Vorbedingungen zur Aufnahme erledigt, was, werden Sie fragen, soll dann geschehen?

Da ist vor allen Dingen, wenn der Zeitpunkt der Ueberführung in die Anstalt einmal festgesetzt ist, dem Kranken kurz vor der Ueberführung nach Möglichkeit klar zu machen, daß er geisteskrank sei und nach ärztlichem Ausspruche notwendig in einer entsprechenden Anstalt behandelt werden müsse. Meistens nehmen die Patienten derartige Eröffnungen viel ruhiger auf als man im Allgemeinen denkt. Sträuben sie sich, wie dies in seltenen Fällen geschieht, so lasse man sich niemals auf Unterhandlungen ein; man rede vielmehr von der Ueberführung als von etwas einmal Abgemachtem. Sollte heftiger Widerstand geleistet werden, so scheue man sich nicht, mit offener Gewalt entgegenzutreten; der betreffende Kranke beruhigt sich meist sehr bald und wird aus der offenen Erklärung erfahrungsgemäß bei späterer Genesung niemals Groll und

Zorn gegen diejenigen Personen empfinden und äußern, welche seine Ueberführung veranlaßt, vermittelt und bewirkt haben, während er da, wo List angewendet worden ist, im Allgemeinen später auch ein gewisses Mistrauen gegen die Betreffenden nicht verliert.

Wie soll nun wohl die Ueberführung geschehen?

Da erfordert es ein gewisses Geschick vor dem eigentlichen Akte der Ueberführung Alles so einzurichten, daß später in Gegenwart des Kranken kein unnötiger Aufenthalt oder sonstige unliebsame Störungen herbeigeführt werden. Es ist deswegen z. B. notwendig, daß der Kutscher des eventuell bestellten Wagens genau und wahrheitsgemäß über den Zweck der Bestellung aufgeklärt wird, daß auf der Bahnstation die Beamten um vielleicht notwendig werdende Unterstützung angegangen, die Fahrkarten vorher gelöst und bereit gehalten werden. Weiter ist ein besonderer langer Abschied der Verwandten und Bekannten möglichst einzuschränken und überhaupt Alles zu vermeiden, was irgendwie Aufsehen erregen und die Aufmerksamkeit des Publikums auf den Kranken lenken könnte. Daher wird es sich in den meisten Fällen als rathsam erweisen, vor Beginn der Reise Beruhigungsmittel zu verabfolgen und auch während derselben zu geben, falls sie von längerer Dauer ist. Zu bedenken ist hierbei besonders, daß viele scheinbar ruhige Patienten durch die neuen Eindrücke und Reize während der Fahrt leicht in Erregungszustände versetzt werden können, denen deshalb möglichst in ihren allerersten Anzeichen vorzubeugen ist. Der Kranke wird stets mit aller Schonung aber auch mit voller Wahrheit über den Zweck der Reise aufgeklärt und, wenn dies nicht schon vorher geschehen ist, zweckentsprechend angekleidet.

Sträubt er sich dagegen, so muß entsprechende Gewalt gebraucht werden. Niemals empfehle ich List und Ueberredungskünste. Diese erreichen zwar eine momentane Erleichterung, haben aber stets, sobald eine gewisse geistige Klarheit eingetreten ist, eine große Abneigung des Patienten gegen die Betreffenden zur Folge. Ich betone dies wiederholt, weil hierin sehr leicht und oft die gröbsten Fehler begangen werden.

Wer soll nun die Ueberführung übernehmen?

Am besten solche Leute, die dem Kranken das nötige Verständnis, aber auch die erforderliche Entschiedenheit entgegenbringen. Zu dem Verständnis möchte ich nicht nur die richtige Auffassung von der Aufgabe in dem Sinne rechnen, daß sich der Begleiter jederzeit bewußt sei des Grundsatzes: „Der Dir übergebene ist ein Kranker, welcher Deiner ganz besonderen Pflege und Hingebung bedarf", sondern daß er mindestens ebenso beständig dessen eingedenk ist, daß der Patient als solcher eben für keine seiner Handlungen und Aeußerungen verantwortlich zu machen ist[1]), und daß er auf der anderen Seite deswegen nicht eine Minute außer Acht gelassen werden darf.

Sie werden auch Gutes stiften, falls Sie die Ueberführung nicht selbst leiten, darauf zu achten und nach Möglichkeit vorbereitend hinzuwirken, daß nicht etwa Polizeibeamte in **Uniform** mit der Ueberführung betraut werden. Denn erstens wird stets, selbst die Fähigkeit der Beamten zu dieser Tätigkeit vorausgesetzt, schon durch die Uniform allein die Aufmerksamkeit des Publikums auf die von Polizeibeamten begleitete Person gelenkt, auch wenn diese

---

[1]) § 51 des Deutschen Reichs-Strafgesetzbuches.

scheinbar nichts Auffälliges bietet und dadurch eine gewisse Beunruhigung des Kranken geschaffen, und dann wird durch diese Art weiter zu leicht beim Patienten wie im Publikum überhaupt die Empfindung erweckt, als ob es sich um Zwangsmaßregeln oder wohl gar um Bestrafung handele. Es bestehen zwar vielerorts gesetzliche Bestimmungen darüber, daß die Beamten derartige Aufträge nicht in Uniform ausführen sollen, aber ich erinnere mich so mancher Fälle, bei welchen hiergegen oft genug wohl kaum in böser Absicht, gefehlt wurde. Auch hier können Sie Ihren Einfluß geltend machen und dadurch nicht blos dem armen Kranken eine Wohlthat erweisen, sondern auch in Ihrer Art dazu beitragen, daß nach und nach immer mehr die Ansicht Platz greife, daß man Geistesgestörten eben auch als hilfsbedürftigen Kranken begegnen müsse, die zu ihrer Heilung ebenso gut in ein Krankenhaus gehören, wie viele körperlich Leidende.

Wie oft haben mir Patienten erzählt, wenn sie klarer und zugänglicher geworden waren, daß sie von dem Zeitpunkte an, wo der Polizeidiener gekommen sei, um sie abzuholen, vollständig von der Idee überzeugt gewesen seien, daß sie etwas begangen hätten, zu dessen Sühnung sie abgeführt würden. Wenn sie dann in der Anstalt den Worten des Anstaltsarztes nicht Glauben schenken konnten, welcher ihnen nahe zu legen suchte, daß sie in einem Krankenhause behandelt würden, weil sie krank seien, erscheint nur als vernünftige Schlußfolgerung. Wurden sie doch durch das Eingreifen der uniformirten Macht in ihrem bisherigen Zweifel, wenn auch unabsichtlich geradezu zu der Ueberzeugung gebracht, daß sie etwas Strafbares begangen haben müßten und dafür zu büßen hätten.

Es empfiehlt sich deswegen möglichst zur Ueberführung ärztliche Hilfe oder von solchen Personen in Anspruch zu nehmen, welche dem Arzte nahe stehen. Daß sich außerdem eine verständige Person aus der näheren Umgebung anschließt, dürfte in vielen Fällen deswegen angezeigt sein, damit der Kranke mit mehr Vertrauen an die Sache herangeht. Außerdem ist es aus verschiedenen Gründen oft wünschenswerth, daß die Angehörigen manche Fragen dem Anstaltsarzte noch mündlich beantworten, welche ihm noch einer weiteren Aufklärung bedürftig erscheinen, als wie dies schon in den Formularen geschehen ist. Oft schwindet auch bei den Angehörigen auf ein Mal eine gewisse Voreingenommenheit gegen Irrenanstalten, wenn sie bei ihrer Anwesenheit in derselben sehen, wie wenig berechtigt eine solche ist.

Sie werden im Allgemeinen erleben, daß man in den meisten Fällen ohne besondere Gewalt und List die Ueberführung vornehmen kann. Ebenso oft werden Sie aber auch erfahren, daß es stets nötig ist, während der Reise nicht einen Augenblick Ihre Aufmerksamkeit von den Kranken abzulenken. Denn wenn jeder Geisteskranke schon an und für sich unberechenbar ist, so wird er es in ganz besonderem Grade, wenn er in Verhältnisse versetzt wird, die wie Eisenbahnfahrten mit ihren wechselvollen Zufällen nur zu seiner Beunruhigung beitragen. Ich erinnere nur an wiederholtes Lösen von Fahrkarten, Umsteigen, wechselndes Verhalten der Beamten und der Kranken, eventuelles Uebernachten, Aufsuchen des Klosets, Oeffnen der Wagenthüren während der Fahrt u. dgl. mehr.

Wir kommen nun zu dem weiteren Teile unserer Vorträge, der Frage:

III. Wie begegnen Sie den Kranken in der Anstalt.

1. Verhalten beim Eintritt der Kranken in die Anstalt. Bäder. Eingießungen. Temperaturmessung. Bettruhe.

Haben nun die Kranken endlich die Stätte erreicht, wo sie Genesung finden sollen, so ist es vor Allem nötig, sie von allen denjenigen Dingen zu befreien, welche auf ihnen irgendwie beunruhigend und schädigend lasten können, wie z. B. überflüssige Kleidungsstücke oder wohl gar Fesseln irgend welcher Art. Sie haben ausnahmslos jedem Neuaufgenommenen mit aufrichtiger Freundlichkeit und Herzlichkeit, aber nötigenfalls auch mit sicherem und entschiedenem Auftreten zu begegnen und ihn über die Notwendigkeit des Anstaltsaufenthaltes aufzuklären, soweit dies angängig und nicht bereits durch den Arzt geschehen ist, und dann auf kurzen Abschied von den Angehörigen zu drängen.

Hierauf wird möglichst sofort mit der eigentlichen Anstaltsbehandlung begonnen. Diese besteht in jedem gut eingerichteten Krankenhause ebenso wie in jedem besseren „Heilinstitut für unsere speziellen Kranken" zunächst darin, daß man jeden Neuaufgenommenen badet. Wenn dies auch bei Erregten manchmal seine Schwierigkeiten haben mag, so ist es doch unumgänglich notwendig schon deswegen, weil manche körperliche Abnormitäten oder Verletzungen, die manchmal eine sofortige ärztliche Behandlung erfordern, dabei am leichtesten und schnellsten von Ihnen bemerkt werden können. Manchmal ist es auch aus Reinlichkeitsgründen nöthig und dann dient ein Bad, wenn es nach ärztlicher Bestimmung in die Länge gezogen wird, zur

Beruhigung. Außerdem halte ich es auch aus dem Grunde für sehr nothwendig, weil dadurch von vorn herein Ihre Thätigkeit als „Krankenbehandlung" gekennzeichnet werden soll. Denn es ist nach meinen Erfahrungen unbedingt von Beginn des Eintritts in die Anstalt an dringend erforderlich, daß den Neuaufgenommenen das Gefühl des Krankseins gewissermaßen eingeimpft werde.

In bestimmten Fällen werden Sie auch gut thun, sofort die Körpertemperatur zu messen und die abgelegte Kleidung der Kranken auf darin enthaltene Waffen, Messer, Gifte, Geld, Wertsachen und Ungeziefer (!) zu untersuchen. Nach dem Bade erhält jeder Kranke am besten frische Wäsche.

Wie Sie ein Bad anrichten und die Körpertemperatur messen, will ich Ihnen an späterer Stelle erklären.

Außerdem halte ich es für die meisten Fälle erforderlich, im Anschluß an das Bad den Darm von seinem vielleicht darin befindlichen Inhalte zu befreien. Wer, wie ich, sich davon überzeugen konnte, daß selbst Kranke, die tägliche und reichliche Entleerungen nach Mitteilung der Begleiter gehabt haben sollten, durch die Eingießungen[1]) vermittelst einfachen Hegarschen Trichterapparates unglaubliche Mengen Koth von sich gaben, wer zugleich mit ansehen konnte, wie danach oft aufgeregte Personen ruhiger wurden, der wird keinen Augenblick darüber im Zweifel sein, daß mit diesen einfachen Manipulationen viel zur Beruhigung und Erleichterung der Kranken erreicht werden kann. Freilich muß man nicht von einigen Eingießungen

[1]) An Stelle der früher viel angewandten Klystiere, welche sich in Folge des bei ihnen auszuübenden starken Druckes gegen die Darmwand oft als sehr gefahrdrohend erwiesen haben.

in den ersten Tagen Alles erhoffen wollen, vielmehr sind oft zur Entfernung der meist verhärteten Kothmassen mehrere Tage lang 3—4 Eingießungen erforderlich. Gewöhnlich können Letztere aber während der nächstfolgenden Tage seltener appliziert und schließlich ganz ausgesetzt werden. Den Wassereinguß mit einer Temperatur, die ungefähr der Körpertemperatur entspricht, geben Sie am einfachsten so, daß Sie die Patienten seitlich mit nach unten gelagerter Brust- und Bauchfläche lagern. Diese Lage lassen Sie möglichst lange einhalten und Sie werden mit dieser einfachen Manipulation zum Ziele kommen [1]).

Hiernach sucht jede neu aufgenommene Patientin das Bett auf. Diese Masnahme soll derselben naheführen, daß sie sich in einem Krankenhause befindet, sie soll sie beruhigen in körperlicher und geistiger Beziehung, ihre eventuelle Neigung zur Unsauberkeit bekämpfen, und Ihnen die Behütung und Ueberwachung selbstmordverdächtiger Kranker erleichtern. Zu beachten ist jedoch dabei, daß die Kranken wirklich liegen und nicht sitzen, denn nur im Liegen findet das angegriffene Gehirn der Kranken die erforderliche Ruhe und Schonung, ferner beschränkt auch die Bettruhe respektive das Liegen im Bett den Verbrauch der Körperkräfte auf ein Minimum [2]).

Wie lange die Bettruhe auf die einzelnen Kranken ausgedehnt und in welcher Weise sie durch Bewegung im Garten unterbrochen werden soll, wird für jeden einzelnen Fall ärztlich bestimmt.

---

[1]) Paetz, Kolonisirung der Geisteskranken. S. 216 ff.

[2]) Derselbe l. c. S. 209 ff.

2. Die Anstalt und ihre Einrichtungen.

Ehe ich Sie jedoch weiter in die Einzelheiten der Krankenpflege einführe, möchte ich Sie zuvörderst mit dem Hause bekannt machen, welches Ihren Pflegebefohlenen Heil und Segen, Ihnen Gelegenheit zur Erlernung und Uebung in der eigenartigen Behandlung und Pflege derselben bieten soll.

Es wird wohl Jedem beim ersten Betreten des Irrenhauses unter der Fülle der sich aufdrängenden neuen, überraschenden und seltsamen Eindrücke das Gefühl ankommen, als ob er in eine fremde Welt versetzt würde. Denn nicht blos, daß eine Menge bisher unbekannter Menschen Einem entgegentreten — ein Jeder derselben trägt auch noch besondere persönliche Eigentümlichkeiten und, wie es zunächst scheint, Sonderbarkeiten in seinen Reden, in seinem Thun und Lassen zur Schau, hat seine eigene kleine Welt um sich aufgebaut und verlangt höchst persönliche Berücksichtigung [1]).

Verwunderung wird es auf der andern Seite erregen, daß die Gebäude und die ganzen Verhältnisse, wenigstens in den besseren und neueren Anstalten, ein so wenig auffallendes Gepräge tragen. Sie werden deshalb in vielen Fällen zu der Ueberzeugung gelangen, daß ein seit Jahrzehnten angestrebtes Ziel fast erreicht zu sein scheint, daß nämlich die Irrenanstalten den übrigen Krankenhäusern möglichst gleichgestellt würden.

Ich will Ihre Aufmerksamkeit nicht ermüden mit der Erwähnung der speciellen Einrichtungen und der Einthei-

---

[1]) Scholz l. c. S. 2.

lung von Anstalten und Räumen, der Unterbringung der Patienten auf den einzelnen Abtheilungen, denn dies ist ja lediglich Sache des Arztes. Nur Eines möchte ich immer und immer wieder betonen, daß die besonderen zum Schutze und Behütung der Insassen bestimmten Vorrichtungen meistens mit Einrichtungen verbunden sind, die auf einen längerdauernden behaglichen Aufenthalt und auf angenehmere Ausstattung der Räume hindeuten, und daß Ihnen zweifellos eine festere Hausordnung und strengere Disciplin sowie ein konzentrierteres Zusammenhalten aller Elemente, der Kranken, Pflegerinnen und des Dienstpersonals auffallen wird. Im Uebrigen werden Sie aus Allem merken, daß unsere Kranken eben Leidende sind und daß sie denselben Untersuchungs- und Behandlungsmethoden unterworfen sind wie andere körperlich Geplagte.

3. Ueber Ihre allgemeinen Pflichten und Aufgaben.

In erster Linie möchte ich Ihnen dringend ans Herz legen, daß Sie in unser Heilanstalt die Pflege, Wartung und Behütung der Kranken, die Anleitung derselben zu den verschiedenen Arbeiten sowie die Verrichtung aller wesentlichen Dienstleistungen zu besorgen haben, welche für die Reinhaltung der von den Kranken bewohnten Räume und für die Ordnung in denselben erforderlich sind.

Wenn Sie schon aus dem bisher Mitgetheilten wohl die Ueberzeugung gewonnen haben, daß bei der Wartung und Pflege unserer hilfsbedürftigen Kranken ganz besondere Anforderungen an Gemüth und Körper der Pflegerin gestellt werden, so möchte ich Sie hier nochmals ganz besonders darauf hinweisen, daß die Thätigkeit bei unseren Patienten zu den verantwortungsreichsten und scheinbar oft undankbarsten Aufgaben der Krankenpflege gehört. Sie verlangt außerdem aber auch vollkommene Rüstigkeit in körperlicher und geistiger Beziehung, leichte Auffassungsgabe und schnelle Entschließung. Sie stellt aber auch ganz besondere Anforderungen an die Eigenschaften des Gemüths und des Charakters; sie setzt ein wahres Mitgefühl für die Leiden der Mitmenschen voraus, aber auch eine Selbstbeherrschung die sich auch in der Vermeidung übertriebener Mitleidsäußerungen zu bethätigen hat. Sie verlangt echte Herzensgüte, eine große Aufopferungsfähigkeit und volle Hingabe an den Beruf[1]).

Wenn Ihnen dies als zukünftige Diakonissen überhaupt jederzeit gegenwärtig sein muß, so werden Sie bei Ihrer Thätigkeit in unserer Heilanstalt in hervorragendstem Maße immer und immer wieder Gelegenheit zur Erfüllung dieser Forderungen finden und damit Ihre Befähigung auch zur schwersten Art der Krankenpflege nachweisen können. Gelingt es Ihnen aber dies Ziel zu erreichen, so werden Sie die Genugthuung haben, in dem Zutrauen Ihrer Pflegebefohlenen und der oft dadurch zum Theil geförderten Besserung oder Heilung derselben eine gewisse Belohnung für Ihre Mühen erblicken zu dürfen.

Weiter erfordert es der Umgang mit den Kranken, daß Sie wissen und sich dessen stets bewußt sein müssen, daß Geisteskrankheit, wie jedes andere Leiden, durch Störungen in der Thätigkeit der Organe — hier des Gehirns — bedingt ist und daß daher der Geistiggestörte in keiner Weise, wie schon früher erwähnt, für das, was er redet und thut, verantwortlich zu machen ist. In diesem

[1]) Vgl. Rumpf, Krankenhaus und Krankenpflege.

Bewußtsein werden Sie sich müheloser über die Widerwärtigkeiten hinwegsetzen, welche Ihnen von den Aeußerungen und Handlungen der Kranken erwachsen können, und auch da, wo Sie durch dieselben in scheinbar bösartiger und gar wohl raffinirt überlegter Weise in Worten oder thätlich belästigt oder angegriffen werden, müssen Sie dies als Krankheitserscheinung und -äußerung auffassen und Mitleid haben. Das letztere bekunden Sie auch dadurch, daß Sie sich stets den Leidenden gegenüber freundlich und geduldig erweisen. Schon dadurch wird es Ihnen oft gelingen, wenn Sie scheinbar auf die Ideen der Kranken eingehen und letztere doch wieder mit Geschick von denselben abzulenken verstehen, einen gewissen beruhigenden Einfluß zu erzielen und dadurch manche Erregungen und Gewaltthätigkeiten Ihrer Pflegebefohlenen zu verhüten. Daß Sie dabei bisweilen vielleicht zu viel des Guten thun, werden Sie bald in der Wirklichkeit erfahren, und es ist in solchen Fällen für Sie und die Patienten von Vortheil, wenn Sie etwa begangene Irrthümer und Fehler offen eingestehen. Wie wichtig diese auch scheinbar geringfügigen Dinge werden können, vermögen Sie oft von vornherein gar nicht zu bemessen. Jedenfalls rathe ich Ihnen, stets meiner Warnung eingedenk zu sein, daß nämlich manchmal sogar von dem Verschweigen momentan unscheinbarer Vorgänge das Leben einer Kranken abhängt.

Daß in allen Theilen des Hauses sowie bei den Kranken selbst nach jeder Richtung hin Ordnung, Reinlichkeit und sorgfältig peinlichste Befolgung der ärztlichen Anordnungen zu beobachten ist, erfordert das Interesse und Wohl unserer Kranken. Sie müssen stets daran denken, daß eine Abweichung von der Erfüllung der auf das Gewissenhafteste abgewogenen ärztlichen Anordnungen eine schwere Schädigung der Kranken im Gefolge haben kann. Daraus ersehen Sie, daß Ihre Verantwortlichkeit keine geringe ist. Sie werden um so mehr zu dieser Einsicht gelangen, wenn Sie durch die Ungunst der Verhältnisse in schwierige Lagen versetzt werden, in denen Geistesgegenwart, entschiedenes sofortiges Handeln die Erhaltung eines Menschenlebens herbeiführen kann, während Zaghaftigkeit und Unbesonnenheit den Kranken eine Stütze zur Erreichung ihrer Ziele wie z. B. Selbstmord, Entweichen u. s. w. gewährt.

Ihr äußeres Verhalten darf ich mit Rücksicht auf Ihr Diakonissenverhältnis ohne weitere Aeußerung mit Stillschweigen übergehen, um mich zuzuwenden der

4. Beobachtung der Kranken und dem Umgange mit denselben.

Da unsere Patienten viele schnell wechselnde und nicht in jedem Augenblicke zu beobachtende Krankheitserscheinungen bieten, so ist der Arzt sehr viel mehr als in anderen Fällen auf einen sachgemäßen und getreuen Bericht der Pflegerin angewiesen[1]). Deswegen dürfen Sie sich kein Zeichen entgehen lassen, welches auf eine Störung der körperlichen wie geistigen Funktionen hinweist. Selbst das kleinste Unwohlsein Ihrer Pflegebefohlenen, ihre Stimmung, ihre Reden und Handlungen, ihr Verhalten bei allen möglichen Verrichtungen, besonders aber alle etwa die Absicht des Selbstmordes oder der Entweichung verrathenden Aeußerungen haben Sie zu berichten und in dringenden Fällen sofort den Arzt davon in Kenntnis zu setzen.

---

[1]) Vgl. Pfeiffer l. c. S. 129.

Im Uebrigen werden Sie sich den Kranken gegenüber stets freundlich und theilnehmend zeigen, ohne jedoch eine intime Vertraulichkeit an den Tag zu legen. Sie werden gut thun, dieselben möglichst gewähren zu lassen, damit die nothwendige eingehende und umsichtige Ueberwachung von ihnen selbst möglichst wenig empfunden wird. Daß Sie die Anreden so anwenden, wie dies im gewöhnlichen Leben geschehen würde, halte ich für selbstverständlich. Ebenso erfordert es die Rücksichtnahme auf Ihre Schützlinge, daß man sich nicht lustig über sie oder ihr Thun und Treiben mache. Ich rathe Ihnen ferner, von Versuchen, die Kranken von ihren Wahnideen oder Illusionen und Sinnestäuschungen abzubringen, durchaus Abstand zu nehmen. Wenn diese davon sprechen, ist es am zweckmäßigsten, eine ausweichende oder ablehnende Antwort in mildester Form zu geben oder auf ärztlichen Rath und Ausspruch Bezug zu nehmen.

In gewissen Fällen werden Sie in die Lage versetzt werden, einzelne Patienten von andern deswegen zu trennen, weil sie sehr unverträglich sind oder durch ihr Verhalten, ihre Reden und Handlungen störend auf ihre Umgebung einwirken. Selbstverständlich muß dies stets im Guten und in möglichst schonender Weise wenn auch mit Bestimmtheit und Entschiedenheit geschehen. Gerade hier muß Ihr zielbewußtes Auftreten schon allein eine gewisse Autorität zum Ausdruck zu bringen wissen. Jedenfalls sind aber Versprechungen oder Drohungen irgendwelcher Art thunlichst zu vermeiden, da solche, wenn sie nicht erfüllt werden können, nur dazu beitragen, das Vertrauen, welches die Kranken zu Ihnen hegen sollen, zu erschüttern.

5. Schriftverkehr. Lesestoff.

Wie in dem erwähnten Punkte, so werden Sie auch in so mancher anderen Beziehung daran zu denken haben, daß Sie es mit Geistesgestörten zu thun haben, die zwar mit aller Schonung, aber auch mit aller Entschiedenheit und Gleichmäßigkeit in Ihrem Verhalten behandelt werden müssen. So wird es manchmal eine gewisse Standhaftigkeit von Ihnen erfordern, daß Sie nicht, wie dies öfters Kranke von Ihnen verlangen werden, Schriftstücke aller Art, welche sie verfaßt haben, an die entsprechende Adresse direkt befördern. Denn unseren Patienten gehen ja bei ihrer mehr oder weniger ausgebildeten Neigung zum Egoismus gewisse Empfindungen für das, was Recht oder Unrecht ist, ab, sie kennen selbstverständlich im Allgemeinen die gesetzlichen Bestimmungen über ihr Wohl und Wehe nicht, und auch selbst wenn dies der Fall wäre, würden sie in Folge ihres Leidens dieselben doch meist nicht befolgen können. Deshalb werden sie bisweilen an ihre Pflegerin herankommen mit der Bitte oder in gewissen Krankheitsformen auch mit der Forderung, ihnen ohne Wissen des Arztes Korrespondenzen zu besorgen. Wie weittragend in ihrer Bedeutung bisweilen derartige Schriftstücke sein können, ergibt sich daraus, daß gewisse Kranke die Behörden mit ihren Beschwerden und Klageschriften geradezu heimsuchen, falls es ihnen gelingt, z. B. auf Spaziergängen heimlich Briefe zu befördern. Hierdurch kann nicht nur eine große Beunruhigung in die nächstliegenden und betheiligten Kreise getragen werden, sondern es können durch eventuelle Veröffentlichungen auch die unglaublichsten Dinge Verbreitung finden. Um dies zu verhüten, ist die gesetzliche

Bestimmung getroffen, daß alle Schriftstücke, welche von den Anstaltsinsassen ausgehen und an dieselben gerichtet sind, durch die Vermittelung des Arztes an ihr Ziel gelangen. Sie würden daher direkt gegen gesetzliche Bestimmungen handeln, wenn Sie ohne Wissen des Arztes Briefe besorgen wollten. Um dies zu vermeiden, werden Sie deswegen gut thun, alle Schriftstücke dem Arzte zu übergeben.

Ebenso verbietet es das Interesse für die Kranken, daß Sie über das Befinden derselben weder schriftlich noch mündlich auf Anfragen durch Briefverkehr oder durch Besucher, gleichviel ob es Angehörige oder Fremde sind, Auskunft geben. Auch dies hat nach den gesetzlichen Bestimmungen lediglich durch den Anstaltsarzt zu geschehen. Sie werden bezüglich dieses Punktes nämlich noch vielfach im Publikum die Ansicht verbreitet finden, daß die Pflegerin viel besser Auskunft über das Befinden der Kranken geben könne, als wie der Arzt, da sie ja beständig um den Pflegling zu thun habe, während der Arzt ihn nur vorübergehend sehe. Auf welchen widersinnigen Grundlagen eine solche Anschauung beruht, will ich hier nicht ausführen; aber jedenfalls erfordern es die gesetzlichen Vorschriften, daß Sie alle derartige Anfragen dem Arzte übergeben und niemals selbst beantworten. In letzterem Falle würden Sie sich ebenfalls einer Uebertretung der Gesetze schuldig machen und dadurch vielleicht Folgen veranlassen, die von vornherein eine unabsehbare Tragweite haben können.

Aber nicht nur bezüglich des schriftlichen Verkehrs möchte ich Sie dringend auf die gesetzlichen Bestimmungen hinweisen, sondern es erfordert auch Ihre Ehrenpflicht, daß

Sie über Alles, was Sie von den Kranken selbst oder auf sonstige Weise über diese und ihre Familienverhältnisse erfahren, strengste Verschwiegenheit nach Außen hin wahren und so alle eventuellen Anfragen sogenannter guter Freunde und Bekannten unbeantwortet lassen oder besser dem Arzte übergeben. Letzterem werden Sie auch stets im Interesse der Kranken möglichst ausführlich Alles mitteilen, was Sie über dieselben in Erfahrung gebracht haben. Wie viel dies oft zur Klärung des einzelnen Falles beitragen kann, läßt sich nicht so ohne Weiteres überzeugend sagen; aben denken Sie stets daran, daß Sie durch Ihre Mittheilungen manchmal in ungeahnter Weise zur richtigen Beurtheilung und zu der daraus entspringendeu Behandlung mitwirken können.

Wie Sie nun die Verpflichtung haben, nach außen hin größtes Stillschweigen zu beobachten, so ist es in gleicher Weise erforderlich, daß Sie den Kranken von außen keinerlei Nachrichten durch mündliche Erzählung oder sonstwie ohne ärztliches Einvernehmen zugehenlassen. Denn manche Patienten können hieraus die größte Schädigung erfahren. Daher ist es auch stets rathsam, daß besondere Tagesereignisse, von deren Kenntniß solches zu gewärtigen ist, von gewissen Anstaltsinsassen nach ärztlichen Bestimmungen ferngehalten werden. Hieraus ergibt sich von selbst, daß alle in der Anstalt gelesenen Schriften auf das Sorgfältigste darauf hin geprüft werden, ob ihr Inhalt etwas Bedenkliches für einzelne Kranke enthalte. Da dies aber nicht so generell zu entscheiden ist, muß notwendiger Weise so manches Buch und so mancher Artikel in der Zeitung oder in den illustrierten Blättern, wie auch manche Bücher einzelner Kranken in ihrem eigenen Interesse vorenthalten werden, während es manch anderen sehr wohl zugängig gemacht werden kann. Die Bestimmung darüber, was für den einzelnen nützlich oder schädlich sein dürfte, holen Sie am Besten beim Arzte ein.

Ebenso können Sie sich bei schriftlichen Anfragen mancher Angehöriger nach der Erlaubnis zum Besuche der Patienten darauf beschränken, daß Sie die betreffenden Briefe dem Arzte übergeben. Denn nach den gesetzlichen Bestimmungen steht nur diesem die Genehmigung zu, solche Bitten zu gewähren, wie er ja überhaupt vor jedem Besuche der Anstaltsinsassen befragt werden muß.

6. Gewährung und Einschränkung von Freiheiten.

Sie werden es für selbstverständlich halten, daß Geistesgestörten, selbst wenn sie noch so harmlos sind, niemals dieselben Freiheiten wie Gesunden gewährt werden können; aber man kann ihnen ein Anrecht auf dasjenige Maß derselben, welches sie unbedenklich genießen können, nicht gut versagen. Die den Kranken noch erhalten gebliebenen Gemüthsempfindungen und Geisteskräfte zu bewahren, wo eine vollständige Heilung nicht mehr möglich ist, und ihre Träger wieder zu nützlichen Mitgliedern der menschlichen Gesellschaft zu erziehen, darauf müssen wir unser Augenmerk ständig richten. Dies ist aber in ergiebiger Weise nur möglich, wenn die Freiheit nicht ausnahmsweise dem Einzelnen, sondern in jeder Weise an Jeden, der ihrer fähig ist, in irgend zulässigem Maße und Umfange gewährt und die Entziehung derselben zur Ausnahme gemacht wird. Deshalb werden Sie auch finden, daß unsere Kranken die Möglichkeit, Freiheiten zu genießen, soweit es eben nur irgend angängig ist, in großer Ausdehnung haben.

Auf der andern Seite werden Sie Einschränkungen der freien Bewegung kennen lernen, wie sie bisweilen erforderlich sind. Sie werden sich deshalb mit der Einzelverpflegung vertraut machen, welche zum Theil durch Absonderung schwierig zu behandelnder oder zeitweise etwas unruhiger, unsauberer oder mit Abscheu erregenden Zuständen behafteter oder dem Tode naher Kranker bedingt ist. Letztere werden Sie immer so legen, daß ohne Berührung anderer Räume der Transport Verstorbener vor sich gehen kann[1]).

Jedoch nicht allein durch die eben geschilderten Verhältnisse werden Sie dazu geführt, einzelne Patienten bisweilen von den anderen zu trennen, vielmehr werden Sie bei Erregungszuständen der mannigfachsten Art Veranlassung finden, Kranke, die nicht gerade beständige Ueberwachung nöthig haben, zeitweilig von den anderen abzusondern und sie dadurch zu beruhigen. Diese Aufregung kann begleitet sein von allzu gewaltthätigem Verhalten oder auch erfahrungsgemäß bei Einzelnen zu diesem führen, wenn sie eben nicht im rechten Zeitpunkt auf Zeit allein gelegt werden. Besonders Nachts wird es sich empfehlen, gewisse durch unruhigen Schlaf, Schnarchen oder sonstiges Benehmen störende Kranke allein schlafen zu lassen, sofern nicht andere Gesichtspunkte dagegen sprechen. Aber auch hier werden Sie als Richtschnur für Ihr Handeln das Wohl der Ihnen anvertrauten Leidenden im Auge behalten, d. h. sich stets daran erinnern, daß es eben Kranke sind, die eventuell isoliert werden müssen, und sich im Durchschnitt erst ärztlichen Rath einholen, ehe Sie zu einer solchen Trennung

---

[1]) Paetz l. c. S. 27, 81.

schreiten. Sollte dies aber in besonders dringenden Fällen, wie z. B. bei plötzlich ausbrechender hochgradiger Erregung und brutaler Gewaltthätigkeit ohne vorher eingeholte ärztliche Anordnung erforderlich erscheinen, so werden Sie von dem Vorgefallenen sofort der Vorsteherin (Oberwärterin) Mittheilung machen, die wiederum dem Arzte umgehend Bericht erstattet. Solch erregten Kranken müssen Sie stets ruhig und bestimmt, aber nie mit Drohungen gegenübertreten, am Besten nicht allein sondern je nach den Verhältnissen mit mehreren Schwestern zusammen, da es die Kranke einer deutlichen Uebermacht gegenüber weniger leicht auf ernstlichen Widerstand ankommen läßt, soweit sie dies zu beurtheilen vermag, und, falls dies außerhalb ihrer Urtheilsfähigkeit liegt, mehreren Personen geringeren Widerstand leisten kann als wie einer. Selbstverständlich soll dabei alle Balgerei und jegliche Beschädigungen der Patientin oder ihrer Umgebung nach Möglichkeit vermieden werden. Dies wird am Leichtesten und Zweckmäßigsten dadurch erreicht, daß vorher mit wenigen Worten ein Plan festgesetzt wird, wie die Isolierung ausgeführt werde, so daß z. B. eine von Ihnen die Handgelenke ergreift, eine andere von hinten die Oberarme festhält und so die Erregte sicher in den Isolierraum geleitet wird. Vollkommen zwecklos ist es, wenn mehrere von Ihnen ohne vorherige Verabredung nach den gleichen Körpertheilen der Kranken greifen. Dadurch wird der ohnehin unschöne Akt nur in seiner Ausführungszeit verlängert und leicht zu zweckwidrigem Umherzerren ausgestaltet. Hierbei wird den zu Isolierenden außerdem noch leicht Gelegenheit gegegeben, allerlei Schläge, Fußtritte u. dgl. auszutheilen. Ich möchte auch hier den Satz zur Geltung gebracht wissen: „Getrennt marschieren

— d. h. den Kranken sich nähern — und vereint schlagen" — d. h. mit größtmöglichster Schnelligkeit und Sicherheit in Folge des vorher gemachten Planes die Verbringung vornehmen.

Im Isolierraume soll die Kranke, soweit es angeht, zu Bett gelegt werden oder, wenn sie sich in Ihrer Gegenwart hartnäckig dagegen sträubt, wenigstens die Möglichkeit und Gelegenheit haben, das Bett aufzusuchen, wenn sie sich erschöpft fühlt und das Bedürfnis nach Ruhe empfindet. Nun werden Sie aber auch mitunter Patienten finden, welche ohne Gefühl für Kälte und Anstand sich beständig entkleiden oder auch ihre Leib- und Bettwäsche sowie die Kleider zerreißen. Bei diesen werden Sie gut thun, ihnen lange Kleider mit thunlichst unauffälliger Machart und Farbe aus sogenannten „unzerreißbaren Stoffen" (d. h. möglichst widerstandsfähigen, denn vollkommen unzerreißbare sind mir bis jetzt noch nicht vorgekommen) und mit ausreichend sicheren Knöpf- oder Schließvorrichtungen anzuziehen, um sie vor unnötiger Abgabe ihrer Eigenwärme zu bewahren. Im Uebrigen sollen Sie nach den Isolierten sehr häufig Umschau halten, da abgesehen von Selbstbeschädigungen aller Art auch Schlaganfälle oder tiefe Ohnmachten als Folgezustände mancher hochgradigen Erregungszustände unerwartet eintreten können, welche das sofortige Einschreiten des Arztes bedingen, während das stundenlange Sichselbstüberlassen isolierter Kranker leicht die schwersten Schädigungen derselben zur Folge haben kann. Noch möchte ich Ihnen ferner dringend ans Herz legen, den Isolierraum möglichst nicht allein zu betreten, zumal nicht bei solchen Insassen, von denen erfahrungsgemäß gewaltthätige Angriffe zu gewärtigen sind. Andernfalls werden Sie Ihre allzu große Vertrauensseligkeit nur allzu leicht und allzu oft durch manchmal recht unangenehme Beschädigungen an Kleidung und Körper zu büßen haben und außerdem durch eventuelles Ringen mit den Kranken Letztere von Neuem reizen und beunruhigen. Auch bei der Darreichung von Speisen und bei der Vereinigung derartiger Kranker empfehle ich Ihnen die größte Vorsicht und genaueste Beobachtung der Leidenden. Denn wie leicht bisweilen diese Manipulationen plötzliche Unruhe hervorrufen können, werden Sie wiederholt an den entsprechenden Patienten selbst erfahren.

7. Verhalten bei den Mahlzeiten, Spaziergängen und Vergnügungen, bei den Gottesdiensten und den Beschäftigungen der Kranken.

Bei den Mahlzeiten werden Sie möglichst schnell für Vertheilung der Speisen Sorge tragen und zwar in verschiedener Art, wie ja auch die Patienten verschieden sind. So werden Sie bei den gemeinsam Speisenden, welche sich nach jeder Richtung hin mehr oder weniger zuverlässig erweisen, die gleiche Vertheilung der einzelnen Gerichte vornehmen wie in Familien. Aber gewisse Kranke, die z. B. zu Selbstbeschädigungen neigen, werden zwar zum Theil auch zusammen essen können aber so, daß man den einzelnen von ihnen eine besondere Ueberwachung angedeihen läßt, damit eine misbräuchliche Anwendung von Messer und Gabel oder gar von Porzellanscherben und dgl. verhütet werde. Ist der Selbstmordtrieb besonders stark ausgeprägt, so werden Sie nur den Löffel zur Aufnahme der Speisen reichen oder in ganz besonders bedenklichen Fällen selbst die Nahrung verabfolgen. Daß die Ueberwachung bei allen diesen Vorgängen möglichst so ausgeübt wird, daß die schutzbedürftigen Kranken selbst davon nichts empfinden, halte ich für ebenso nothwendig wie das weitere Gebot, niemals mit Gewalt die Patienten zum Essen zu zwingen z. B. durch Zuhalten der Nase, damit der Mund zum Einathmen geöffnet und dieser Zeitpunkt zum Einführen der Speisen benutzt wird. Sollte durch gütlichen Zuspruch kein wirksamer Einfluß auf diejenigen, welche die Nahrung verweigern, erzielt werden können, so empfiehlt es sich bei manchen von ihnen, scheinbar unabsichtlich an bestimmten Stellen Speisen hinzustellen. Oft werden Sie dann erleben, daß diese sich unbeobachtet wähnend Alles aufzehren, aber dies sofort unterlassen, sobald sie merken, daß sie kontrolliert werden. Deshalb vermeiden Sie unbedingt jede diesbezügliche Aeußerung den Kranken gegenüber! Freilich werden aber manche Patienten auch diese Art des Essens ablehnen und auf Grund bestimmter Wahnideen oder Sinnestäuschungen (Gift, Verbot &c.) überhaupt die Annahme jeglicher Nahrung verweigern. Derartige Beobachtungen berichten Sie dann dem Arzt, welcher Ihnen weitere Verhaltungsmaßregeln für den einzelnen Fall ertheilen wird.

Die größte Sorgfalt empfehle ich Ihnen sodann bei Hinfälligen, Gelähmten oder Benommenen. Diese richten Sie vorerst mit aller Schonung im Bett auf (durch verstellbare Kopfstützen oder untergeschobene Keilkissen) und führen ihnen dann vorsichtig in kleinsten Mengen und am besten in breiiger oder flüssiger Form die Speisen ein mit den nötigen Pausen zum Schlucken. Sobald aber Husten oder Erbrechen eintritt, ist daß Einflößen auszusetzen, der Kopf der Kranken zur Seite zu wenden, um dadurch nach Möglichkeit ein Rückwärtsfließen der Speisen in den

Kehlkopfseingang zu vermeiden, und sofort durch eine andere Person der Arzt herbeizuholen.

Nach Beendigung jeder Mahlzeit müssen Sie Messer und Gabel, sowie Löffel genau zählen und auf das Sorgfältigste verschließen. Sollte ein Abgang hierbei festgestellt werden, so ist mit aller Umsicht und unter Mithilfe der benachrichtigten vorstehenden Schwester (Oberin) sofort das Fehlende zu suchen und nicht eher damit aufzuhören, als bis der gesuchte Gegenstand herbeigeschafft worden ist.

Ueber Ihre Betheiligung an der nur vom Arzte auszuführenden Sondenernährung werden Sie am Besten durch den gegebenen Fall unterwiesen. Diese Manipulation dürfen Sie niemals selbstständig vornehmen, da dieselbe allerlei Gefahren für den Kranken in sich bergen kann, deren schnelles Erkennen und Beheben nur von Seiten des Arztes möglich ist.

Wie Sie nun bei den Mahlzeiten bestrebt sein sollen, neben der Ueberwachung auch anregend und mit dem nöthigen Takte auf die einzelnen Pflegebefohlenen einzuwirken, ebenso haben Sie bei Spaziergängen und Vergnügungen in maßvoller Weise die Anleitung und Anregung zu übernehmen. Wenn auch ärztlicherseits im Allgemeinen über die Zulässigkeit der einzelnen Kranken entschieden wird, so erfordert es doch das Wohl derselben, daß Sie gegen die ärztlichen Bestimmungen bisweilen Ihre eventuellen Bedenken in der gehörigen Form vorbringen, falls Sie solche mit Ihren Beobachtungen begründen können. Bei den Spaziergängen außerhalb des Anstaltsgebietes werden Sie mit auffälligen Kranken oder mit solchen, welche in ihrem Verhalten noch Schwankungen unterworfen sind, öffentliche Wege und das Zusammentreffen mit dem Publikum vermeiden ebenso wie Sie die Nähe des Wassers, der Eisenbahn mit gewissen Patienten zu umgehen suchen müssen.

Bei den Vergnügungen werden Sie immer in freundlicher Weise anzuregen und zu beleben bemüht sein. Solche Kranke, welche bei derartigen Gelegenheiten in eine gewisse Erregung, in eine heitere oder gedrückte Stimmung gerathen, sind zu beschwichtigen oder, wenn nöthig, unauffällig zu entfernen. Sie werden sich auch nach Möglichkeit selbst an den Vergnügungen betheiligen, da sich manche Ihrer Pflegebefohlenen dadurch unangenehm berührt und verletzt fühlen würde, wenn Sie sich scheinbar theilnamlos zurückziehen und nicht mitgenießen wollten.

Wie nun die Entscheidung über die Zulassung zu den erwähnten Gelegenheiten in der Hand des Arztes liegt, so bestimmt derselbe auch nach seinem Ermessen über den Besuch der Gottesdienste. Sie haben dabei in der Kirche über das Verhalten der einzelnen Kranken zu wachen, kleine Störungen an Ort und Stelle thunlichst unberücksichtigt zu lassen, um Unzuträglichkeiten zu vermeiden, aber später dem Arzte davon Mittheilung zu machen. Sollte jedoch plötzliche Erregung, Ohnmachten oder Zufälle irgendwelcher Art die sofortige Entfernung derartiger Besucher des Gottesdienstes aus der Kirche erfordern, so hat diese in der schonendsten und möglichst wenig störenden Weise zu geschehen. Während der Zeit des Gottesdienstes ist es ferner Ihre Aufgabe, jegliche Störung von Außen her nach besten Kräften zu verhüten und deshalb lärmende Kranke nach Anordnung des Arztes von der näheren Umgebung der Kirche fern zu halten.

In den bisher erwähnten Fällen können Sie durch strengste Pflichterfüllung mehr oder weniger das Wohl der

Patienten mitfördern helfen. Dies wird Ihnen ganz besonders weiter gelingen, wenn Sie die ärztlichen Bestrebungen und Bemühungen um die Beschäftigung der Kranken durch fleißige Mitarbeit und durch Geduld in der Anleitung derselben auf den einzelnen Arbeitsgebieten unterstützen. Sie werden daran denken, daß die beschäftigten Kranken nicht etwa thätig sein sollen, um eine gewisse Arbeitsmenge in einer bestimmten Zeiteinheit zu leisten, sondern daß ihnen die Beschäftigung ebenso vom Arzte verordnet wird als Hilfsmittel zur Genesung oder zur Erhaltung der noch vorhandenen Geisteskräfte wie Medikamente, Bäder u. s. w. Deshalb werden Sie auch nie in Ihre Pflegebefohlenen dringen, daß sie arbeiten, oder sie gar mit Drohungen dazu zwingen, sondern Sie werden stets mit gutem Beispiele vorangehen und durch freundlichen Zuspruch manche anfänglich widerstrebende Kranke dazu bewegen, daß sie eine fleißige, willige Arbeiterin werde. Die Auswahl der Beschäftigungsart sowie die Zeitdauer, während welcher sich die Arbeitsfähigen beschäftigen können und dürfen, gibt der Arzt für jeden einzelnen Fall an.

Sie werden mitunter auch bei manchen Patienten einen krankhaft gesteigerten Arbeitstrieb finden oder auch das Verlangen nach Thätigkeit nur aus dem Grunde, um dabei zu erlangende Instrumente, wie Messer, Scheeren, Nadeln ꝛc. zur Ausführung ihres Selbstbeschädigungsdranges benutzen zu können. Deshalb müssen Sie unbedingt das eventuelle Verbot des Arztes, bestimmte Kranke zur Arbeit zuzulassen, auf das Peinlichste befolgen, wenn Sie andererseits sich nicht Bestrafungen und Ihre Pflegebefohlenen den größten Gefahren aussetzen wollen.

Denn Sie müssen stets die gesetzliche Bestimmung im Auge behalten, die da besagt, daß Jeder, welcher absichtlich oder in fahrlässiger Weise einem ihm übergebenen Kranken die Möglichkeit zum Selbstmord gibt, mit den härtesten gerichtlichen Strafen belegt werden kann. Deshalb legt Ihnen auch schon die Hausordnung nahe, daß Sie regelmäßig wie bei den Mahlzeiten auch nach jeder Beschäftigung Messer, Scheeren ꝛc. nachzählen und so verwahren sollen, daß diese deu Kranken unzugänglich sind. Ich möchte Sie auch noch besonders darauf hinweisen, daß Häkelnadeln, Fingerhüte, Nadeln, Nadelbehälter und ähnliche kleine Gegenstände zu den wunderbarsten Selbstbeschädigungen Verwendung finden können; ich empfehle Ihnen aus diesem Grunde, diesen kleinen Dingen ebenfalls Ihre ungetheilteste Aufmerksamkeit zu widmen.

Das Gesetzbuch ahndet ferner die Ermöglichung einer Entweichung, gleichviel ob diese mit Absicht der Pflegerin oder durch leichtfertiges Schließen der Thüren oder unvorsichtiges Aufbewahren der Schlüssel oder durch sonstige Gelegenheitsursachen erfolgen konnte.

Es ist deshalb stets erforderlich, daß Sie sich der außerordentlichen Verantwortlichkeit bei Ihrer Thätigkeit unausgesetzt bewußt bleiben und immer daran denken, daß Sie den Ihnen anvertrauten Geisteskranken den sichersten Schutz durch Ihre persönliche unermüdliche und unausgesetzte Ueberwachung bieten.

8. Ueberwachungseinrichtungen.

Sie werden aus den erwähnten Gründen leicht die Zweckmäßigkeit der Ueberwachungsabtheilungen verstehen, welche Tag und Nacht ununterbrochen alle einer ganz besonderen Ueberwachung bedürftigen Kranken bergen zum Zwecke der sorgsamsten Behütung vor Selbstbeschädigungen und peinlichster Beobachtung gewisser neu Aufgenommener. Die Einrichtung derselben ist derart getroffen, daß ein Selbstmord und ähnliche Selbstbeschädigungen ausgeschlossen erscheinen nach menschlichem Ermessen, sofern Ihrerseits nichts versäumt wird in der Gewissenhaftigkeit und Aufmerksamkeit bei der Ueberwachung der Kranken. Dazu gehört vor allen Dingen auch, daß auf diesen Abtheilungen ganz besonders jegliches strafbare Selbstvertrauen von Ihnen ferne bleibe und daß Sie sich nicht durch Versprechungen und Wünsche der Patienten verleiten lassen, dieselben auch nur einen Augenblick allein zu lassen, da Sie ihre Ueberwachungsbedürftigkeit oft nicht so ohne Weiteres beurtheilen können.

Aber nicht nur auf der Ueberwachungsabtheilung werden Sie zum Wachdienst herangezogen werden, sondern die Eigenart unserer Anstalt, welche durch die vielen Kranken bedingt ist, welche ihrer häuslichen Einrichtung entsprechende Einzelzimmer beanspruchen, erfordert außer häufigen Extrawachen auch noch für die Nacht eine Wache, welche alle Räumlichkeiten der Anstaltsgebäude zu durchwandeln hat. Sie werden sich bei Ihren Rundgängen über eventuelle Feuersgefahr vergewissern. Sollte eine solche vorhanden sein, so haben Sie bei kleineren Ofen- oder Zimmerbränden das Feuer zu löschen mit Hilfe der schleunigst herbeigerufenen Schwestern. Bei größeren haben Sie nach Anordnung und Anleitung des umgehend benachrichtigten Arztes mit diesem zusammen für die Sicherung und Bergung der Kranken in den vom Feuer ungefährdeten Theilen der Anstalt zu sorgen. Namentlich werden Sie sich hierbei der Gelähmten und

Widerstrebenden annehmen. Im gewöhnlichen Verlaufe der Wache werden Sie in näher bestimmten Zeitabschnitten möglichst geräuschlos und unauffällig umhergehen, unreinliche Patienten nach erhaltener Weisung zur Verrichtung ihrer Bedürfnisse anhalten und gegebenen Falles umbetten, fiebernden Kranken Linderungen oder Arzneien ebenso wie auch anderen nach Anordnung darreichen und die Zeit zwischen den einzelnen Rundgängen vornehmlich zur Unterstützung einzelner besonders hilfsbedürftiger Elender verwenden, welche Ihnen vorher als solche bezeichnet werden. Alle Ihre Bethätigung in der Krankenpflege hat mit Rücksicht auf die allgemeine Nachtruhe mit größter Schonung und Vermeidung jeglichen Geräusches zu geschehen. Die Beobachtungen während des nächtlichen Wachdienstes berichten Sie regelmäßig früh morgens der vorstehenden Schwester, deren Rath und Hilfe Sie auch Nachts bei besonderen Vorkommnissen einzuholen haben.

9. Körperliche Pflege.

Da Ihnen durch Ihre sonstige Thätigkeit als Krankenpflegerin die Hauptsätze der Pflege von körperlich erkrankten Personen geläufig sind, so kann ich mich auf das Nothwendigste beschränken. Immerhin bringt die Eigenart unserer Schutzbefohlenen doch so manche Abweichung von der gewöhnlichen Behandlung und Pflege körperlicher Krankheiten, daß ich Ihnen unbedingt das Wissenswertheste darüber mittheilen muß.

Wenn ich Ihnen schon früher (S. 20) über Eingießungen Einiges sagte, so dürfte ich Ihnen hier bezüglich des Badens nichts Neues über die Temperatur des Reinigungsbades sowie darüber, wie Sie diese feststellen und wie viel Wasser

Sie in die Badewanne zu füllen haben, mittheilen können, aber darauf möchte ich Ihre Aufmerksamkeit lenken, daß Sie stets den Schlüssel von den Wasserhähnen oberhalb der Badewanne abziehen müssen, und unter keinen Umständen heißes Wasser nachlaufen lassen dürfen, während sich die Kranke in der Badewanne befindet. Sie können anderufalls bei der Unberechenbarkeit der meisten unserer Patienten Gefahr laufen dieselben zu verbrühen und dadurch ihren Tod herbeiführen. Wie streng eine solche Fahrlässigkeit vom Gesetz geahndet werden kann, hat schon so Mancher erfahren müssen! Aus demselben Grunde ist es auch nothwendig, daß Sie sich bei jedem Bade während der ganzen Dauer desselben im Baderaume aufhalten. Sie vermeiden dadurch auch zugleich, daß die Kranken in einem unbewachtem Augenblicke sich zu ertränken versuchen könnten.

Die Zeitdauer des Bades sowie besondere Maßnahmen wie kalte Uebergießungen, welche in das Gebiet der speziellen Wasserbehandlung gehören, bestimmt der Arzt. Bei allen besonderen Arten derselben beobachten Sie ja die Badenden genau, zumal da, wo gewisse Bäder zum ersten Male verabfolgt werden! Sie müssen sofort das Verfahren einstellen, die Kranken schleunigst aus dem Bade nehmen, sobald Sie auch nur die geringste Veränderung wie z. B. Blässe, Blauwerden des Gesichts, Athembeschwerden an ihnen beobachten, und ärztliche Hilfe heranholen.

Ueber das Baden im Schwimmbassin s. S. 50.

Ferner mache ich Sie bezüglich der Handhabung des Thermometers nur darauf aufmerksam, daß Sie dieses auch häufig nach ärztlicher Anordnung bei unseren Kranken benutzen werden, häufig aber auch aus eigenem Antriebe, falls Sie eine auffällige Veränderung an Ihren Pflegebefohlenen außer den eben erwähnten Fällen z. B. bei Benommenheit, plötzlichen Darmerscheinungen, Verletzungen bemerken, oder auch bei gewissen Klagen der Patienten. Durch die vorläufig von Ihnen festgestellte Temperatur hat der Arzt dann schon oft einen sicheren Anhaltspunkt für gewisse Krankheiten und kann in bestimmten Fällen auch daraufhin die Klagen der Kranken in die gehörigen Schranken zurückweisen und sich davon überzeugen, daß oft nur krankhafte Einbildung diese Aeußerungen hervorruft. Freilich müssen Sie bei erregten Pfleglingen oder auch bei solchen, die in der harmlosen Einlegung des Thermometers eine schädliche Beeinflussung in feindlichem Sinne erblicken, mit großer Vorsicht zu Werke gehen, damit nicht durch die Kranken das Thermometer zertrümmert und erstere durch Glassplitter und Quecksilber beschädigt werden. In den meisten Fällen werden Sie auch gut thun, zumal wenn es sich um hypochondrische Kranke handelt, diesen keinerlei Mittheilung über ihre Körpertemperatur zu machen und auf diesbezügliche Fragen ausweichend zu antworten. Denn Manche von ihnen erblicken schon in den kleinsten Schwankungen ihrer Körperwärme eine sie beunruhigende Verschlimmerung ihres Leidens.

Sind nun regelmäßige wiederholte Messungen nöthig, so tragen Sie diese sorgfältig in die Temperaturkurven ein, bewahren aber letztere so, daß sie nicht in die Hände der Kranken gelangen können. Daß Sie das Thermometer nach jedesmaligem Gebrauch mit einer desinfizierenden Flüssigkeit zum Mindesten in seiner unteren Hälfte reinigen müssen, weil Sie sonst unbeabsichtigter Weise durch seinen Gebrauch bei verschiedenen Patienten schädliche Krankheitsstoffe übertragen können, leuchtet Ihnen wohl eben so ein wie daß Sie das Instrument wohl verwahren müssen, um ein Zerbrechen desselben durch Anstoßen, Herunterfallenlassen oder Draufsetzen und dgl. zu verhüten.

Sie werden aus Vorstehenden ersehen, daß unsere Kranken zu ihrer Geistesstörung auch noch von körperlichen Leiden heimgesucht werden können, ebenso wie jeder geistig gesunde Mensch. Die Behandlung und Pflege sowie Ihre Theilnahme an denselben wird deshalb auch die gleiche sein wie bei anderen körperlichen Zuständen. Daß durch das Dazwischenkommen von Krankheiten des Körpers Heilung von Geistesstörungen herbeigeführt werden kann, sei hier nur angedeutet. Auf einen anderen Punkt möchte ich Sie aber weiter aufmerksam machen, daß nämlich manche Organerkrankungen besonders bei solchen Patienten, welche durch längere Erregungszustände oder durch sonstige Ursachen weniger widerstandsfähig geworden sind, oft die bedenklichsten Folgezustände herbeiführen. Ich nenne hier vor Allem die Delirien und die lähmungsartigen Zustände. Wie Sie bei den verschiedenartigsten fieberhaften Krankheiten Delirien beobachten können, so finden Sie diese auch bei unseren Pflegebefohlenen, wenn diese z. B. längere Zeit gehungert haben, aber auch sonst bei gewissen auf Vergiftung beruhenden Geistesstörungen wie nach Mißbrauch von Alkohol, Nikotin, Atropin u. s. w. Solche Kranke werden von einer unbestimmten inneren Unruhe getrieben, verlassen oft das Bett, werden gewaltthätig und suchen sich und ihre Umgebung zu beschädigen. Deshalb müssen Sie bei solchen oft plötzlich einsetzenden Erregungszuständen ganz besonders aufmerksam sein und Alles fernhalten, was eine weitere Beunruhigung veranlassen und wohl gar eine Verletzung der Kranken ermöglichen würde[1]).

Die Lähmungen nach Schlaganfällen, Schädelverletzungen und dgl. sind oft mit plötzlichem Verlust des Bewußtseins und mit Gefühllosigkeit in den von der Lähmung ergriffenen Gliedern verbunden. Diese Erscheinungen können oft lange Zeit hindurch bestehen, so daß derartig Betroffene ebenso wie viele andere Bettlägerige zur Unreinlichkeit neigen, zumal sie für Letztere meist mehr oder weniger das Gefühl verloren haben. Aus diesem Grunde sowie in Folge mangelhafter Ernährung der Haut und der darunter liegenden Gewebe laufen sie ganz besonders Gefahr, an denjenigen Stellen sich aufzuliegen, welche durch scharfe Knochenkanten oder durch Falten in den Bettstücken stark gedrückt werden. Dies müssen Sie dadurch verhüten, daß Sie die Kranken beständig rein halten, ihre Unterlagen oft glätten und die Lage derselben häufig wechseln. Hierbei müssen Sie aber so verfahren, daß den armen Leidenden möglichst wenig Beunruhigung und Schmerzen bereitet werden; Nachts hat dies durch die betreffenden Wachen zu geschehen. Sie werden bei solchen Patienten durch regelmäßige Bemühungen, den Nachtstuhl aufzusuchen oder die Bettschüssel zu benützen, gute Resultate in den allermeisten Fällen erzielen. Dabei empfiehlt es sich, zum Schutze unter dem Betttuche eine Gummiunterlage glatt mit Sicherheitsnadeln so zu befestigen, daß die Kranken stets auf glattem Lager ruhen und andererseits die Matratzen geschont werden. Diese hilfsbedürftigen Bettlägerigen werden große Anforderungen an Ihre Geduld

---

[1]) Pfeiffer l. c. S. 121.

und opferwillige Pflege stellen; aber ebenso werden Ihnen diejenigen Patienten große Mühe bereiten können, welche theils durch krankhafte Zustände des Darms theils aber auch durch krankhafte Reizung in Folge von Wahnideen oder Hallucinationen das Bestreben haben, mit dem Darminhalt sich und ihre Umgebung zu beschmutzen. Aber so mißlich dies auf den ersten Augenblick aussieht, so läßt es sich doch mit der nöthigen Geduld und Ausdauer beheben. Außer der sorgfältigsten Abwartung der Kranken durch Erinnerung an die Befriedigung ihrer Bedürfnisse kann ich nach meinen eigenen jahrelangen Erfahrungen nicht angelegentlich genug zur Bekämpfung der Unsauberkeit regelmäßige Eingießungen empfehlen. Wie ich schon früher erwähnte, sind diese im Allgemeinen leicht zu verabreichen und haben nicht nur die in die Augen fallende Beseitigung der Neigung zur Unsauberkeit im Gefolge, sondern, wie ich schon anderwärts betont habe, beheben auch häufig Unruhe und Erregungszustände allerlei Art.

Bezüglich Ihres Verhaltens bei ansteckenden Krankheiten, sowie bei Operationen kann ich mich darauf beschränken, Ihnen im Allgemeinen größtmöglichste Reinlichkeit an sich und den Kranken zu empfehlen. Unsere Pflegebefohlenen werden, sobald sie mit ansteckenden Krankheiten behaftet sind, in einem besonderen Isolierhause behandelt, welches im Verkehr mit der Außenwelt auf das allernothwendigste Maß beschränkt wird. Hier werden Ihnen auch am zweckmäßigsten für den einzelnen Fall Verhaltungsmaßregeln über Desinfektion der Wäsche und Kleider, der Entleerungen der Kranken gegeben werden, sowie darüber, wie Sie sich und Andere sicher vor Uebertragung der Krankheitskeime schützen können.

Sie werden sich aber auch sonst bei unseren Patienten der strengsten Asepsis, d. h. des Fernhaltens aller schädlichen Keime nach Möglichkeit zu befleißigen haben; die Einzelheiten der dabei erforderlichen Manipulationen werde ich Ihnen am zweckmäßigsten auf den Abtheilungen zeigen. Nach Operationen haben Sie ganz besonders darauf zu achten, daß unruhige Kranke die Verbände nicht abreißen und die Wunden verunreinigen. Sollte dies jedoch geschehen, so haben Sie sofort ärztliche Hilfe zu erbitten und bis zur Ankunft des Arztes die Wunden nach den Vorschriften der Asepsis thunlichst zu behandeln.

Die desinfizierenden Flüssigkeiten, welche stark giftig wirkende Substanzen enthalten, werden mit den auf das Sauberste nach den strengsten Regeln der Asepsis eingehüllten Verbandstoffen und den Arzneimitteln gewissenhaft in besonders dazu bestimmten und eingerichteten, verschließbaren Schränken und Behältern verwahrt. Letztere Beide sind sofort nach Entnahme eines Theiles ihres Inhaltes zu schließen und unter keiner Bedingung den Kranken durch leichtfertiges Offenlassen der Thüren Gelegenheit zu geben, sich in den Besitz von Arzneien oder Giften zu setzen. Auch hier empfehle ich Ihnen größte Vorsicht und Gewissenhaftigkeit; denn nur so werden Sie frei bleiben von mancher Sorge, welche Ihnen andernfalls durch gedankenloses Gebahren nicht erspart bleiben kann!

Es erübrigt nun noch, Ihnen eine Antwort auf die Frage zu geben:

IV. Was haben Sie bei Unglücksfällen zu thun?

Erwarten Sie hier keine ausführliche Darstellung aller möglichen Vorkommnisse, ich beschränke mich nur in Anlehnung an Pistor: Behandlung Verunglückter bis zur Ankunft des Arztes, auf diejenigen Unglücksfälle, welche sich erfahrungsgemäß häufiger bei unseren Kranken ereignen.

Hierzu können wir alle Ohnmachten, jeden kürzer oder länger dauernden Verlust des Bewußtseins rechnen. In solchen Fällen haben Sie sofort die Kleider zu lösen, Gesicht und Brust mit kaltem Wasser zu besprengen, Hände und Füße durch Reiben, Bürsten und Wärmflaschen zu erwärmen, starke Reize durch Riechmittel, starken Kaffee und Kitzeln der Nase auszuüben. Vergleiche auch das über Lähmungen S. 36 Gesagte. Sehen die Ohnmächtigen totenbleich aus und athmen kaum noch, so legen Sie diese gestreckt auf den Rücken ohne erhöhten Kopf. Ist das Gesicht gerötet, so lagern Sie den Kopf höher, legen auf denselben Eis oder, falls solches nicht schnell zur Hand ist, kalte Umschläge und geben Senfpflaster auf Brust und Waden.

Treffen Sie auf Krampfkranke, so lagern Sie diese bequem so, daß die Athmung leicht von statten gehe, entfernen alle müßigen Zuschauer, versuchen nie, irgendwelche krampfartig zusammengezogenen Gelenke zu strecken, weil Sie dadurch schwere örtliche Schädigungen (Knochenbrüche, Muskelzerreißungen) herbeiführen können, und geben keine Arznei.

Haben Sie einen **Erhängten** vor sich, so ist Abschneiden des Strickes das erste Erforderniß; dann lösen Sie alle beengenden Kleidungsstücke, führen frische Luft hinzu und beginnen die **künstliche Athmung**. Diese geschieht in folgender Weise: Man lege die bis zum Gürtel Entkleideten geradegestreckt mit dem Rücken auf den Boden, wenn möglich auf eine Matratze, schiebe ein Polster so unter ihr Kreuz, daß die Magengrube am meisten gehoben wird, während Schultern, Kopf und Gesäß den Boden berühren und die Arme gestreckt zu Seiten des Körpers aufliegen. Ziehe nun die Zunge mit dem mit einem Taschentuch umwickelten Finger über die untere Zahnreihe aus dem Munde nach abwärts und rechts, und lasse sie so, wenn möglich durch einen Gehilfen festhalten. Nun knie rittlings über dem Scheintoten, drücke mit den flach unterhalb und zu Seiten der Brust aufgelegten Händen langsam aber mit voller Kraft die unteren Rippen gegen den Rücken und etwas nach oben, so daß hörbar Luft aus den Lungen getrieben wird. Uebe diesen Druck 2—3 Sekunden aus und wiederhole ihn nach der gleichen Zeit, bis Athmung eintritt. Dann setze die künstliche Athmung aus, beginne aber sofort von Neuem, wenn nicht wiederholte tiefe Athemzüge erfolgen. In der Zwischenzeit können die übrigen schon angeführten Reizmittel nebenbei angewandt werden. Selbstverständlich ist aber der Arzt sofort nach dem Auffinden des Erhängten wie bei allen Unglücksfällen zu benachrichtigen.

Da uns das regelmäßige Baden im Sommer die Gefahr des **Ertrinkens** nahe führt, so rathe ich Ihnen, gegebenen Falles, daß die jeweilig mit den Kranken zugleich im Wasser befindliche Schwester die Ertrinkende auf den Rücken so dreht, daß Letztere sich nicht von vorn an die Retterin anklammern kann; dann wenden Sie sich schleunigst, die Ertrinkende vor sich hinschiebend oder nach sich ziehend, dem Lande zu. Dort kommt die überwachende zweite Schwester Ihnen zur Hilfe entgegen, Sie legen die Entkleidete an das Land gebracht, auf den Bauch, schieben ein Polster unter den Bauch und einen Arm der Scheintoten unter die Stirn, so daß der Mund nicht aufliegt, und drücken nun 2—3 Mal vom Rücken aus auf die unteren Rippen, um verschlucktes Wasser zu entfernen. Dann wird der Körper schnell auf den Rücken gelegt und die künstliche Athmung ausgeführt.

Nehmen wir nun den seltenen Fall der Erstickung in schädlichen Luftarten an, so haben Sie mit aller Vorsicht für sich die Erstickte aus der gefährlichen Luft zu bringen. Ehe Sie aber selbst in das mit Kohlendunst — denn um diese schädliche Luftart dürfte es sich fast ausschließlich handeln — gefüllte Zimmer dringen, müssen Sie vor dem Betreten des Raumes Thüren und Fenster durch Sprengen, Einschlagen von außen oder, wenn dies nicht möglich ist, mit einem die Nase und Mund versperrenden Tuche schleunigst an die Oeffnung der Fenster gehen, damit ein gehöriger Luftstrom durch den betreffenden Raum getrieben wird. Dann tragen Sie die Erstickte ins Freie oder in ein gut gelüftetes Zimmer behufs Einleitung der künstlichen Athmung (s. d.).

Vielleicht noch seltener dürfte Ihnen die Gelegenheit werden, Erfrorene unter Ihre Obhut zu bekommen. Solche bringen Sie vorsichtig, vollständig bekleidet, in kalte, niemals in geheizte Räume, dort bedecken Sie den Körper, mit kalten Tüchern, setzen die erfrorene Person in ein kaltes Bad und leiten schnell die künstliche Athmung ein. Kehrt das Leben zurück, so erwärmen Sie den Körper langsam durch fortgesetztes Reiben mit Schnee oder kalten Tüchern. Dann betten Sie die Verunglückten in ein kaltes Bett in einem kalten Zimmer, bis sie vollständig warm geworden sind.

Oefters finden Sie bei unseren Kranken das Bestreben, Fremdkörper in die verschiedensten Körperöffnungen einzuführen zum Zwecke der Selbstbeschädigung. Bemerken Sie solche im Halse, so suchen Sie mit dem Zeigefinger oder mit zwei Fingern dreist den fremden Körper herauszuziehen. Erforderlichenfalls hält man mit der einen Hand die Nase zu, um eine Oeffnung des Mundes zu erzwingen. Wenn diese Manipulation auch oft nicht ohne die unangenehme Beigabe des Gebissenswerdens möglich ist, so werden Sie doch bei einiger Vorsicht häufig Zahnlücken finden, die Ihnen das Vorgehen erleichtern. Gelingt das Herausziehen nicht, so lassen Sie die Gefährdete mit dem Bauche fest gegen die Wand oder den Tisch legen und geben ihr mit der Hand kurze kräftige Schläge zwischen die Schulterblätter. Suchen Sie ferner Erbrechen zu erregen und schicken zum Arzt mit Angabe des Vorfalls. In Augen, Nase, Ohren, After und Scheide lassen Sie fremde Körper, falls sie nicht sehr leicht zu entfernen sind, bis zur Ankunft des Arztes stecken; benutzen Sie keine spitzen Instrumente bei den Versuchen zum Entfernen und üben Sie niemals mit den Fingern einen bohrenden Druck aus. Gelangt Kalk in das Auge, so wenden Sie Oel zum Entfernen an, aber niemals Wasser.

Bei Verletzungen durch äußere Gewalt, welche Wunden verursachen, werden Sie nach den Vorschriften der

Asepsis verfahren. Bei Blutungen müssen Sie stets danach trachten, die Gegend, welche zwischen der blutenden Körperstelle und der Herzgegend liegt, möglichst fest durch Fingerdruck zusammenzuschnüren oder mit dem Taschentuch oder ähnlichem leicht erreichbaren Material zusammenzupressen, bis der herbeigeholte Arzt kommt, und verletzte Gliedmassen hochheben. Bei Knochenbrüchen und Verrenkungen werden Sie gut thun, die Verletzten unter Feststellen des beschädigten Gliedes sofort zu Bett zu legen und den Arzt herbeizurufen.

Nun rathe ich Ihnen ferner bei Verbrennungen, die durch unglückliche Zufälle herbeigeführt sind, daß Sie sich, falls Sie brennende Personen retten wollen, von allen abstehenden Kleidungsstücken befreien. Dann machen Sie Ihre sämmtlichen übrigen Kleidungsstücke auf dem Körper triefend naß und verbinden sich das Gesicht mit nassen Tüchern. Entzünden sich ihre eigenen Kleider dennnch, so wälzen Sie sich an Ort und Stelle auf dem Fußboden, wenn dieser nicht brennt, sonst neben der Brandstätte; ebenso löschen Sie die Kleider des zu Rettenden. Oft wird es genügen, den Brennenden zu Boden zu werfen und die Flammen durch Decken, große Betten oder durch Sand (bei Brand durch Petroleum oder Spiritusflammen) zu ersticken, dann gießen Sie kaltes Wasser in großen Mengen hinzu. Die Kleider sind hinterher stets abzuschneiden. Entstandene Hautblasen verletzen Sie nicht. Jedenfalls haben Sie aber umgehend den Arzt zu rufen und bis zu dessen Eintreffen reichlich Verbandwatte, Leinöl oder Borsalbe und Binden zu besorgen.

Schließlich möchte ich Ihnen noch die freilich nur durch Fahrlässigkeit möglichen Vergiftungen durch

Arzneimittel schildern, welche meistens ganz besonders schleunige Hilfe erfordern.

Abgesehen von den harmloseren Fällen, in denen Kranke in unbewachten Augenblicken Tinte, welche ihnen zum Briefschreiben hingestellt war, trinken und deren Beseitigung mit der ärztlicherseits angewandten Magensonde meistens keine großen Schwierigkeiten bietet, möchte ich Sie aber besonders auf die neu aufgenommenen Kranken aufmerksam machen. Es kommt nämlich bisweilen vor, daß diese Gifte und arzneiliche Stoffe mit in die Anstalt bringen, welche sie oft auf die wunderbarste Weise erworben haben. Deshalb erinnere ich Sie nochmals eindringlich an meine Ermahnungen gelegentlich des ersten Bades.

Die Kennzeichen der Vergiftungen sind kurz folgende: Arsenik, Phosphor, Säuren und Laugen bewirken bei meist klarem Bewußtsein, soweit dies bei unseren Kranken möglich ist, Erbrechen, heftigen Schmerz im Magen und im Leibe. Nach dem Genuß von Säuren und Laugen sind Lippen und Mund oft wie verbrannt, haben ein braunes, gelbes oder weißes Aussehen. Nach Phosphorvergiftung leuchtet das Erbrochene gewöhnlich im Dunkeln. Pflanzengifte wie Opium, Morphium, Pilze &c. rufen Schnarchen, Schwindel, Krämpfe, Bewußtlosigkeit und Irrereden hervor. Chloroform, Cyankalium (Bittermandelöl) erkennt man am Geruch in der Nähe des Vergifteten. Alkoholgeruch, tiefe Benommenheit mit diesem zusammen deuten auf Trunkenheit hin. Cyankalium tötet fast immer sofort.

Bei allen diesen Vergiftungen werden Sie, wenn möglich, die Art der Vergiftung durch Fragen und Untersuchen der näheren Umstände festzustellen sich bemühen nnd davon umgehend den Arzt in Kenntniß setzen. Bis zu seiner Ankunft suchen Sie durch Darreichung von großen Mengen Wasser oder Thee, Reizen des Schlundes mit dem Finger oder durch Federn wiederholtes Erbrechen zu erreichen, dann Milch, schleimig-ölige Getränke, Eiweiß zu geben. Gegen Schwefelsäure, Salpetersäure (Scheidewasser), Salzsäure verabfolgen Sie Sodawasser, Kreide oder Magnesia mit vielem Wasser angerührt. Bei allen Laugen, wie z. B. bei der für Urinuntersuchungen verwandten Kalilauge geben Sie Essig- oder Zitronenwasser. Bei Arsenik ist das in der Apotheke vorräthige Gegengift herbeizuschaffen, bei Phosphorvergiftung gebrannte Magnesia und abgerahmte Milch in großen Mengen, halbstündlich 10 Tropfen Terpentinöl, Hafer- oder Gerstenschleim, aber kein Fett zu geben.

Bei den erwähnten Pflanzengiften verabfolgen Sie große Gaben von starkem schwarzen Kaffee oder Thee, Rothwein und zwar, wenn die Kranken nicht zu schlucken vermögen, durch den Darm, reichen Eisumschläge auf den Kopf und kalte Umschläge beim Mangel von Eis, legen große Senfteige in die Herzgrube und an die Waden. Als Getränke empfehlen sich saure Limonaden und Fruchtsäfte.

Bei Chloroformvergiftung ist Oeffnen der Fenster angezeigt. Dann öffnen Sie die Kleider der Chloroformierten, ziehen die Zunge hervor und leiten die künstliche Athmung ein. Bei Sulfonal, Trional und Tetronalvergiftung: frische Luft, Eis, Kaltwasseranspritzungen und schleunige Herbeiholung des Arztes wie in den anderen Fällen.

V. Schlußwort.

In dem Vorgetragenen glaube ich Ihnen in großen Umrissen einen gedrängten Ueberblick über all das, was Ihnen in Ihrer Thätigkeit als Pflegerin vorkommen kann, gegeben zu haben. Zugleich, hoffe ich, haben Sie eine allgemeine Uebersicht empfangen über Ihr Verhalten, wie es die gelegentlichen Verhältnisse erheischen.

Glauben Sie aber nun ja nicht, daß Sie nach Beendigung dieser Unterrichtsstunden jeder Situation so ohne Weiteres gewachsen sein werden! Ich möchte Ihnen vielmehr dringend ans Herz legen, das Wenige, was ich Ihnen geboten habe, nur als Grundlage für ein verständnisinnigeres und verständnisfreudigeres Verhalten unseren Kranken gegenüber zu betrachten. Seien Sie aber, davon überzeugt, daß der eigentliche Schwerpunkt Ihrer Ausbildung in der praktischen Schulung liegt.

Zu diesem Zwecke werden Sie nun wohl mit gesteigertem Interesse die Aeußerungen und Handlungen Ihrer Pflegebefohlenen, das ärztliche Einschreiten und Behandeln verfolgen, sichere Unterstützung gewähren können und in dringenden Fällen wirkungsvoller einzutreten im Stande sein, aber trotzdem im Interesse unserer Kranken noch weitere sorgsame Anleitung und Anregung erfahren, durch welche Sie nach und nach wirklich brauchbare Krankenpflegerinnen werden.

Ihnen immer und immer wieder vor Augen zu führen, daß Sie dazu beitragen sollen, durch Ihr geschicktes Verhalten und durch Ihre rechtzeitig gebotene Hilfe das Loos so manches Leidenden zu bessern und erträglicher zu gestalten, war der Zweck meiner Vorträge. Diese Ziele und Bestrebungen nach Möglichkeit erreicht zu haben, würde für mich die befriedigenste Belohnung für die aufgewandte Zeit und Mühe sein.

Sachregister.

Die Ziffern bezeichnen die Seitenzahlen.

FSC
www.fsc.org
MIX
Papier | Fördert gute Waldnutzung
FSC® C083411

Zeitfracht Medien GmbH
Ferdinand-Jühlke-Straße 7
99095 Erfurt, Deutschland
produktsicherheit@kolibri360.de